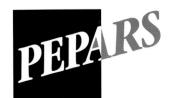

【ペパーズ】
編集企画にあたって…

　新しい専門医制度もすぐ目の前にさしかかっています．制度の骨子はすべての医師がそれぞれの専門性を持って国民の健康に寄与することにあります．私たち形成外科医にとって，その専門性を担保するためには多くの知識と手技を習得し，ある一定の基準に沿って適切に症例を経験しなければなりません．しかし，患者の立場にとって考えますと経験の差が治療成績の差につながることだけは絶対に避けなければなりません．そのためには基本的な事項として，患者の背景，疾患の病態，患者・家族の希望を正確に把握し，適切に治療の方向性を決定しなければなりません．その後，具体的な治療を始めることになります．手術には基本的な手技と併せてコツとピットフォールが必ず存在します．合併症を起こさずに，より良好な結果につながるように努めなければなりません．

　皮弁テクニックはまさにこの点が重要である手技のひとつです．ベーシックとアドバンスの両面があって，初めて治療に結びつきます．今回，執筆を依頼した先生方はそれぞれの手技において，豊富な経験とともに手技のブラッシュアップに努められている方々です．日々の診療において，すべてを余すことなく発揮され，わかりやすい論文となっています．総論的には，局所皮弁と遠隔皮弁について，その基礎と応用が丁寧に記載されており，また，その手技を各部位における応用に言及されています．さらに代表的皮弁に関しては皮弁の持つ個性が表現されている内容になっています．いずれの項も丁寧に記載されており，皮弁の挙上といったテクニックが中心ではありますが，そのための適応の決定，デザインや手術手技のコツ，合併症を避けるための工夫など，皮弁を理解する上で最良のテキストとなっています．読者の先生にとって術前の知識の整理と術後の復習にも利用できます．日常診療できっと役に立つものと信じています．

　今回の企画にあたり，日々ご多用の中ご執筆をいただきました先生方と原稿のお取りまとめに奔走されました株式会社全日本病院出版会の鈴木由子氏に深謝いたします．

2018 年 2 月

田中克己

WRITERS FILE

ライターズファイル（五十音順）

東　修智
（あずま　しゅうち）
- 2010年　慶應義塾大学卒業
- 2012年　東京大学形成外科入局
- 2013年　浜の町病院形成外科
- 2015年　国立がん研究センター東病院形成・再建外科
- 2017年　岩手医科大学形成外科

窪田　吉孝
（くぼた　よしたか）
- 1999年　千葉大学卒業
- 　　　　同大学形成外科入局
- 2009年　同大学大学院卒業
- 2009年　深谷赤十字病院
- 2011年　千葉大学形成外科，助教
- 2015年　同，講師

竹内　正樹
（たけうち　まさき）
- 1987年　日本医科大学卒業
- 　　　　東京女子医科大学形成外科，研修医
- 1990年　同，助手
- 1998年　カナダ・アルバータ州立大学留学
- 2000年　東京女子医科大学形成外科，助手
- 2001年　日本大学医学部外科学外科2部門，助手
- 2004年　同大学形成外科，専任講師
- 　　　　東京女子医科大学形成外科，講師
- 2007年　日本大学医学部形成外科，准教授
- 2010年　東京女子医科大学八千代医療センター形成外科，准教授
- 2012年　同，教授

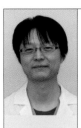

安倍　吉郎
（あべ　よしろう）
- 2000年　徳島大学卒業
- 2000年　同大学医学部附属病院形成外科
- 2002年　財団法人竹田綜合病院整形外科
- 2004年　名古屋掖済会病院整形外科
- 2005年　徳島大学医学部附属病院形成外科
- 2007年　同大学病院形成外科，診療助教
- 2008年　山口大学皮膚科，助教
- 2010年　徳島大学病院形成外科，診療助教
- 2014年　同，形成外科，助教
- 2015年　同，形成外科，講師
- 2016年　同，形成外科，准教授

杉山　成史
（すぎやま　なるし）
- 2001年　金沢大学卒業
- 　　　　岡山大学病院形成外科
- 　　　　岡山赤十字病院，研修医
- 2003年　岡山大学病院形成外科
- 2009年　呉医療センター形成外科
- 2012年　岡山大学病院形成外科

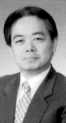

田中　克己
（たなか　かつみ）
- 1984年　長崎大学卒業
- 　　　　同大学形成外科入局
- 1988年　松江赤十字病院形成外科
- 1989年　大分中村病院形成外科
- 1992年　長崎大学形成外科，助手
- 1999年　同，講師
- 2003年　同，助教授
- 2008年　同，准教授
- 2015年　同，教授

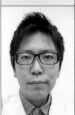

王子　富登
（おうじ　とみと）
- 2010年　慶應義塾大学卒業
- 2012年　同大学形成外科入局
- 2013年　那須赤十字病院形成外科
- 2014年　慶應義塾大学形成外科
- 2015年　東邦大学医療センター佐倉病院形成外科，医長

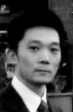

関堂　充
（せきどう　みつる）
- 1988年　北海道大学卒業
- 　　　　同大学形成外科入局
- 1996年　国立がんセンター東病院頭頸科
- 1998年　旭川厚生病院形成外科，医長
- 1999年　ケンタッキー大学形成外科留学
- 2003年　北海道大学病院形成外科，助手
- 2005年　同，講師
- 2008年　筑波大学臨床医学系形成外科，教授

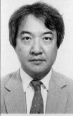

鳥山　和宏
（とりやま　かずひろ）
- 1989年　名古屋市立大学卒業
- 1998年　名古屋大学大学院医学研究科修了
- 1989年　同労災病院，研修医
- 1991年　名古屋大学形成外科，医員
- 1998年　同大学形成外科，医員
- 1999年　同大学医学部附属病院，講師
- 2003年　あいち小児保健医療総合センター形成外科，医長
- 2006年　名古屋大学医学部附属病院，講師
- 2009年　同大学大学院医学研究科形成外科，准教授
- 2015年　名古屋市立大学病院形成外科，准教授・診療部長
- 2017年　同大学形成外科，教授

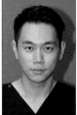

小野　真平
（おの　しんぺい）
- 2004年　日本医科大学卒業
- 2006年　日本医科大学形成外科入局
- 　　　　同大学院入学
- 2010年　米国ミシガン大学形成外科留学（Dr. Kevin C Chungに師事）
- 2012年　日本医科大学高度救命救急センター，助教
- 2013年　聖隷浜松病院手外科・マイクロサージャリーセンター
- 　　　　会津中央病院形成外科，部長
- 　　　　日本医科大学形成外科，講師
- 2017年　同，准教授

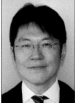
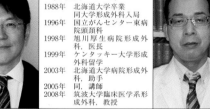

武石　明精
（たけいし　めいせい）
- 1986年　東京慈恵会医科大学卒業
- 　　　　同大学形成外科入局
- 1991年　米国カリフォルニア大学ロサンゼルス校形成外科留学
- 2000年　東京慈恵会医科大学形成外科，講師
- 2004年　同，助教授
- 2014年　名古屋大学形成外科，病院講師
- 2014年　（社）乳房再建研究所，理事長

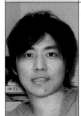
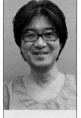
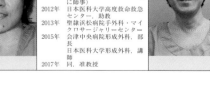

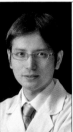
成島 三長
(なるしま みつなが)
2001年 三重大学卒業
2002年 済生会松阪総合病院
2003年 福島県立医科大学形成外科
2004年 名古屋第一赤十字病院形成外科
2005年 東京大学医学部附属病院形成外科，医員
2006年 同，助教
2015年 同，講師
2017年 三重大学形成外科，教授

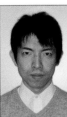
前田 拓
(まえだ たく)
2006年 神戸大学卒業
2008年 北海道大学形成外科入局
2018年 同大学大学院修了

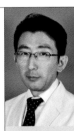
森 弘樹
(もり ひろき)
1993年 東京医科歯科大学卒業
同大学皮膚科(形成外科診療班)入局
2002年 同大学形成外科，助手
2007年 同，講師

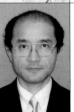
林 明照
(はやし あきてる)
1983年 東邦大学卒業
同大学外科学第2講座入局
1989年 東邦大学形成外科，助手
1993年 同，講師
2002年 同大学医療センター佐倉病院形成外科，診療部長
2007年 同，教授

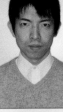
宮内 律子
(みやうち りつこ)
2001年 長崎大学卒業
同大学病院形成外科
2002年 長崎原爆病院整形外科・皮膚科(ローテート研修)
長崎大学病院麻酔科(ローテート研修)
2003年 山口県立中央病院(現山口県立総合医療センター)形成外科
2004年 大分中村病院形成外科
2006年 宮崎社会保険病院形成外科(現宮崎江南病院)
2008年 長崎大学病院形成外科
2010年 山口県立総合医療センター形成外科

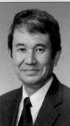
安田 浩
(やすだ ひろし)
1984年 産業医科大学卒業
同大学皮膚科，研修医
1985年 金沢医科大学病院形成外科，研修医
1988年 同大学形成外科学教室，助手
1991年 同大学皮膚科学教室，助手
1998年 同，講師
2003年 同大学皮膚科，助教授
2005年 同大学病院形成外科，助教授・科長
2007年 同，准教授
2014年 同，診療教授

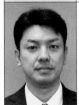
林田 健志
(はやしだ けんじ)
2002年 島根医科大学卒業
長崎大学形成外科入局
2014年 Kaohsiung Chung Gung Memorial University Hospital，クリニカルフェロー
2015年 米国オハイオ州立大学形成外科，客員教授
2016年 島根大学医学部皮膚科，講師
2017年 同大学医学部形成外科，講師，診療科長

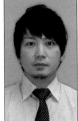
森重 侑樹
(もりしげ ゆうき)
2011年 順天堂大学卒業
同大学医学部附属浦安病院，初期臨床研修
2013年 同大学呼吸器外科入局
2014年 杏林大学形成外科入局
2016年 東京西徳洲会病院形成外科
2017年 埼玉医科大学総合医療センター形成外科，助教

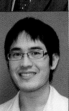
山内 大輔
(やまうち だいすけ)
2006年 久留米大学卒業
北九州市立八幡病院にて初期臨床研修
2008年 同院臨床研修を修了
久留米大学形成外科・顎顔面外科入局
2011年 織田病院形成外科，医長
2015年 飯塚病院形成外科，部長
2016年 久留米大学形成外科・顎顔面外科

KEY WORDS INDEX

和文

— あ 行 —
ICG 蛍光造影　64
アキシャルパターン　1
アンジオソーム　95
会陰部　95
会陰部再建　87
遠隔皮弁　10
横転皮弁　1

— か 行 —
外側大腿回旋動脈　102
外側大腿回旋動脈下行枝　111
回転皮弁　1
解剖学的血行領域　40
下顎再建　134
角枝　49
拡大広背筋皮弁　58
下腹壁動脈穿通枝皮弁　64
顔面　15
逆行性　127
胸肩峰動脈　40
胸背動脈穿通枝皮弁　58
局所皮弁　15
筋皮弁　102
筋弁　127
筋膜弁　127
区域皮弁　120
血管柄付き腸骨移植　80
血行支配領域　95
肩甲回旋動脈　49
肩甲骨・肩甲皮弁　49
広背筋皮弁　58
骨移植　80
骨盤　95
骨盤内臓全摘術　87

— さ 行 —
再建　10

膝窩後大腿皮弁　120
膝部皮弁群　120
漿液腫　58
上外側膝皮弁　120
上行枝　80
上内側膝皮弁　120
深腸骨回旋動脈　80
伸展皮弁　1
真皮下血管網　72
前外側大腿皮弁　111
浅腸骨回旋動脈穿通枝皮弁　72
穿通枝　127
穿通枝検索　134
穿通枝皮弁　95,102,120
足趾移植　143

— た 行 —
大胸筋皮弁　40
大腿筋膜張筋　102
大殿筋皮弁　95
超音波　134
超薄皮弁　72
手　24
手・手指から挙上可能な皮弁　24
殿溝皮弁　87
頭頸部癌　80
頭頸部再建　40

— な 行 —
内陰部動脈穿通枝皮弁　87
内胸動脈第 3 肋間穿通枝　40
内側足底皮弁　143
乳房再建　64

— は 行 —
薄筋皮弁　87
半側趾腹皮弁　143
腓骨皮弁　134
腓腹神経　127
皮弁　10,24

皮弁挙上　72,134
皮弁切離　10
皮弁のベクトル　15
皮弁モニタリング　10
伏在静脈　127
腹直筋皮弁　64
腹壁再建　102

— や 行 —
有茎皮弁　95
遊離骨移植　49
遊離皮弁　64,143
ユニット　24
指　24

— ら 行 —
ラップアラウンド皮弁　143
ランダムパターン　1

欧文

— A・B —
abdominal reconstruction　102
advancement flap　1
anatomical vascular territory　40
angiosome　95
angular branch　49
anterolateral thigh flap　111
ascending branch　80
axial pattern　1
bone graft　80
breast reconstruction　64

— C〜E —
circumflex scapular artery　49
deep circumflex iliac artery　80
deep inferior epigastric perforator flap　64
descending branch of lateral circumflex femoral artery　111

distant flap 10
extended latissimus dorsimusculocutaneous flap 58

━ F・G ━
face 15
fascial flap 127
fibula osteocutaneous flap 134
finger 24
flap 10, 24
flap division 10
flap elevation 72, 134
flap monitoring 10
free bone graft 49
free flap 64, 143
genu flap 120
gluteal fold flap 87
gluteal musculocutaneous flap 95
gracilis myocutaneous flap 87

━ H・I ━
hand 24
head and neck cancer 80
head and neck reconstruction 40
hemipulp flap 143
indocyanine green angiography 64
internal pudendal artery per-forator flap 87

intrinsic flap 24

━ L・M ━
lateral circumflex femoral artery 102
latissimus dorsi musculocutaneous flap 58
local flap 15
mandibular reconstruction 134
medial plantar flap 143
muscle flap 127
musculocutaneous flap 102

━ O・P ━
osteocutaneous scapular flap 49
pectralis major myocutaneous flap 40
pedicle flap 95
pelvic exenteration 87
pelvis 95
perforator flap 95, 102, 120, 127
perforator mapping 134
perineal reconstruction 87
perineum 95
popliteo-posterior thigh flap 120

━ R・S ━
random pattern 1
reconstruction 10
rectus abdominis myocutaneous flap 64

regional flap 120
reverse flow 127
rotation flap 1
saphenous vein 127
seroma 58
subdermal plexus 72
super thin flap 72
superficial circumflex iliac artery perforator (SCIP) flap 72
superior lateral genu flap 120
superior medial genu flap 120
sural nerve 127

━ T・U ━
tensor fasciae latae muscle 102
the third intercostal perforating branch of the internal thoracic artery 40
thoracocromial artery 40
thoracodorsal artery perforator flap 58
toe to hand transfer 143
transposition flap 1
ultrasonography 134
unit 24

━ V・W ━
vascular territory 95
vascularized iliac bone graft 80
vector of flap 15
wrap around flap 143

CONTENTS

ベーシック&アドバンス 皮弁テクニック

編集／長崎大学教授　田中克己

局所皮弁の基礎と応用……………………………………………………窪田　吉孝ほか　**1**
　　横転皮弁，回転皮弁などの局所皮弁独特のデザイン上の注意点について詳述した．

遠隔皮弁の基礎と応用……………………………………………………林田　健志　**10**
　　遠隔皮弁の切離時期も含めた基礎的な事項と，臨床における効果的な適用法について述べる．遠隔皮弁の成功のポイントは，移植床部の徹底的なデブリードマンである．

顔面の局所皮弁……………………………………………………………安田　浩ほか　**15**
　　皮弁の目的はズレの修正，ベクトルの方向の変化，同じ組織を移動させることにある．これらの考えを駆使して顔面の3次元構造の再建に局所皮弁を活用すべきである．

手・手指の皮弁……………………………………………………………小野　真平　**24**
　　手・手指の皮膚軟部欠損再建において最適な皮弁選択のための意思決定プロセスを紹介した．手のファンクショナル・エステティック ユニットの概念に基づき，似た組織による再建が理想的である．

大胸筋皮弁の基本と応用…………………………………………………山内　大輔ほか　**40**
　　胸肩峰動脈を血管茎とした大胸筋皮弁の血行形態，血行領域について，その応用型皮弁に関しても含め解説した．また，頭頸部へ筋皮弁を移動するための鎖骨下ルートの作成法についても解説した．

肩甲骨弁・肩甲骨皮弁……………………………………………………前田　拓ほか　**49**
　　他の骨移植との適用に関する相違点について言及しつつ，血管柄付き肩甲骨移植に関しての基本的な事項と臨床応用について述べた．

◆編集顧問/栗原邦弘　中島龍夫
　　　　　　百束比古　光嶋　勲
◆編集主幹/上田晃一　大慈弥裕之

【ぺパーズ】
PEPARS No.135/2018.3 増大号◆目次

広背筋皮弁 ……………………………………………………………………森　弘樹　58
広背筋皮弁は繁用される皮弁であるが，皮弁挙上にあたりコツも存在する．胸背動脈穿通枝皮弁のデザイン上の要点と文献的考察を含めて述べる．

腹直筋皮弁・下腹壁動脈穿通枝皮弁 …………………………………武石　明精　64
遊離・有茎腹直筋皮弁，遊離下腹壁動脈穿通枝皮弁の挙上法を詳しく解説する．合併症の予防についても解説する．

鼠径皮弁と SCIP flap ……………………………………………………成島　三長ほか　72
鼠径皮弁と SCIP flap の挙上法と解剖学的な解説も含めて詳細に述べる．

腸骨弁・腸骨皮弁 ………………………………………………………宮内　律子ほか　80
腸骨は厚みと弯曲の形から，特に頭頸部の骨移植に有用な部位である．血管柄付き腸骨弁，腸骨皮弁について，解剖と挙上法，合併症の対策等について記載した．

会陰部の皮弁 ……………………………………………………………安倍　吉郎ほか　87
会陰部の再建には，腹部，会陰部および殿部，大腿部の3つの経路から複数の有茎皮弁が使用できる．これらの中から皮弁を選択する際のポイントと，代表的な皮弁の手術手技について述べた．

大殿筋皮弁 ………………………………………………………………森重　侑樹ほか　95
殿部領域の再建に大殿筋皮弁，大殿筋穿通枝皮弁を用いるのは合理的で効率のよい術式である．本稿では，殿部の血管解剖，手術適応，術式，周術期の評価すべき項目，術後合併症の予防方策を紹介する．

大腿筋膜張筋皮弁 ………………………………………………………竹内　正樹ほか　102
大腿筋膜張筋皮弁は，前外側大腿皮弁と比べて，栄養血管の破格が少なく挙上も容易であり，また腸脛靭帯を含む大腿筋膜張筋による動的再建や腸骨付き皮弁としての移植も可能な利点を有する．また前外側大腿皮弁の穿通枝が見つからなかった場合のバックアップ皮弁としても挙上可能である．

【ペパーズ】
PEPARS No.135/2018.3 増大号◆目次

前外側大腿皮弁……………………………………………………杉山　成史ほか **111**
　　2皮島，知覚皮弁，脂肪筋膜弁，外側広筋弁など多彩な皮弁デザインで様々な再建に応用可能である．血管走行の多彩なバリエーションに対応する対応力と，筋肉内穿通枝剝離の技術が必要である．

膝周囲の皮弁……………………………………………………林　明照ほか **120**
　　代表的な genu flap である上外側膝皮弁(superior lateral genu flap)，上内側膝皮弁(superior medial genu flap)，膝窩後大腿皮弁(popliteo-posterior thigh flap)による膝関節周囲再建の基礎を理解し，臨床応用に繋げる．

下腿の皮弁……………………………………………………鳥山　和宏ほか **127**
　　下腿の皮弁には，腓腹筋とヒラメ筋などの筋弁と各部位の穿通枝を組み込んだ筋膜皮弁などがある．欠損の位置や深さ，栄養血管の状態などにより選択する．

腓骨弁・腓骨皮弁の挙上方法……………………………………東　修智ほか **134**
　　腓骨皮弁は，長く強固な皮質骨としなやかな皮弁が組み合わさったものであり，自家組織を用いた硬性再建には欠かすことができない皮弁である．

足・足趾の皮弁……………………………………………………関堂　充ほか **143**
　　足より採取される皮弁は，荷重部再建に内側足底皮弁が，指再建に足趾移植が用いられる．本稿では内側足底皮弁および足趾移植のバリエーションについて述べる．

ライターズファイル	前付2〜3
Key words index	前付4〜5
PEPARS　バックナンバー一覧	158〜159
PEPARS　次号予告	160

「PEPARS®」とは <u>P</u>erspective <u>E</u>ssential <u>P</u>lastic <u>A</u>esthetic <u>R</u>econstructive <u>S</u>urgery の頭文字より構成される造語．

◆特集／ベーシック＆アドバンス 皮弁テクニック
局所皮弁の基礎と応用

窪田吉孝[*1]　三川信之[*2]

Key Words：アキシャルパターン（axial pattern），ランダムパターン（random pattern），横転皮弁（transposition flap），回転皮弁（rotation flap），伸展皮弁（advancement flap）

Abstract 局所皮弁には横転皮弁，回転皮弁，伸展皮弁などが含まれる．局所皮弁の多くは皮膚皮下組織のみで構成され，最もシンプルかつ基本的な皮弁と考えられている．遊離皮弁や穿通枝皮弁などの発展に伴い，局所皮弁は古典的な皮弁とも捉えられがちだが，その臨床的な重要性は現在も決して減じてはいない．

　局所皮弁は，特別な器具を必要とせず短時間で欠損近傍の皮膚を移動できる優れた特徴がある．一方で，局所皮弁は筋皮弁や遊離皮弁などと比較して血行，デザイン面での制約が多い．よって，局所皮弁の原理をよく理解し慎重なプランニングを行うことが重要である．

はじめに

　局所皮弁術は欠損の修復や局所組織増量の方法として形成外科学の重要な領域の 1 つである．全ての形成外科医は，局所皮弁術の原理，実地臨床，ピットフォールに習熟していなければならない．

　局所皮弁という言葉は広い意味では遊離皮弁以外の皮弁，という意味で使われている．しかし，一般的に局所皮弁といった場合，欠損近傍に作成される主に皮膚皮下組織のみで構成された回転皮弁，横転皮弁，伸展皮弁などを指すことが多い．

　歴史的に皮弁手術の最も古い記録は紀元前 600 年頃インドのアーユルヴェーダ医学の医師である Sushruta Samhita による外鼻再建とされている．時代を下り，1597 年ベニスで Tagliacozzi が残した上腕皮弁による外鼻再建が記録に残っている皮弁手術として 2 番目に古いものである[1]（図 1）．これらの知識はその後，半ば忘れ去られていたが，

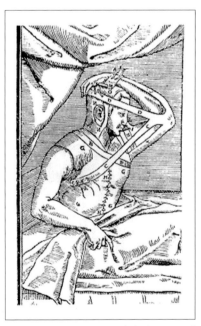

図 1． Tagliacozzi による皮弁を用いた鼻再建の図
皮弁手術として記録に残っているものとしては，紀元前 600 年ごろインドの Sushruta Samhita によるものの次に古い．（文献 1 より引用）

[*1] Yoshitaka KUBOTA，〒260-8677　千葉市中央区亥鼻 1-8-1　千葉大学大学院医学研究院形成外科学講座，講師
[*2] Nobuyuki MITSUKAWA，同，教授

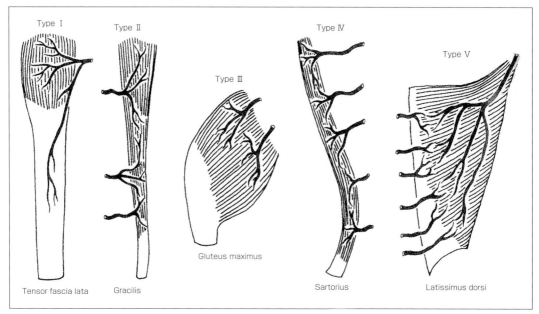

図 2. Mathes and Nahai の分類
筋肉の血管支配様式の分類を示した.（文献 2 より引用）

19 世紀後半から皮弁による再建術が再び盛んとなった.1896 年 Tansini による広背筋皮弁を皮切りに,筋弁,筋皮弁,筋膜皮弁,穿通枝皮弁などの発展が現在まで続いている.皮弁の血管解剖学の研究も進み,Mathes and Nahai による筋肉の血管支配様式分類[2]（図 2）,Taylor らによる皮膚の血行支配分布の研究[3],などがよく知られている.これらの研究によりアキシャルパターン,ランダムパターンの概念が明らかになり,ランダムパターンであることが多い局所皮弁の血行に対する理解も同時に進んだ[4)〜6)].

筋皮弁,遊離皮弁,穿通枝皮弁などと比較して回転皮弁,横転皮弁,伸展皮弁などの局所皮弁は古典的な皮弁と捉えられがちである.しかし,現在でもこれら局所皮弁の重要性は全く減じていない.局所皮弁は特別な器具を必要とせず欠損近傍に作成した皮弁で被覆できるため色調質感がよいなどの大きな利点がある.一方で,局所皮弁は筋皮弁などと比べて血行,デザインに制約が多く特有の難しさがあると思われる.

本稿では,局所皮弁術を行う際の基本原則との応用,ピットフォールについて述べる.

欠損,必要組織量

あらゆる局所皮弁術の計画と実施に先立って,必要十分な欠損を作成し必要組織量を見積もることは重要である.腫瘍,潰瘍,瘢痕などに対して皮弁再建術を行う場合,これらの切除やデブリードマンが不十分なまま皮弁再建術に入ることは避けなければならない.

再建に必要な組織量を見積もるために,写真撮影,型紙,CT・MRI などの画像検査,切除検体の重量・体積測定などの各種方法が用いられる.欠損を作成して必要組織量を見積もってからの皮弁作成が原則である.しかし,十分な術前計画に基づいた上,皮弁組織量が必要組織量を下回らないことが確実な場合は,欠損作成と並行して皮弁挙上を行い手術時間の短縮を図っても差し支えないと思われる.

皮弁のデザイン

皮弁が十分な血流を持った状態で欠損を被覆できるかどうかがデザイン上の最も重要な点であり,また,整容的に美しく,機能的に望ましいでデザインであることも大切である.正しいデザインを行うためには,局所皮弁学の基礎,各種局所

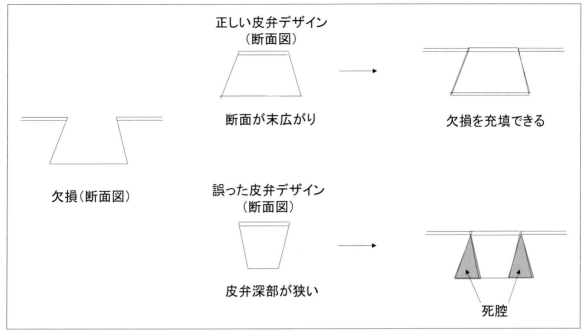

図 3. 深い欠損の充填手術時に陥りやすいピットフォール
皮弁断面図において深部の幅が狭いと死腔を生じる.

皮弁の解剖を理解して手術に臨む必要がある.

　皮弁は欠損より長く大きめに作成するのが原則である．皮弁の欠損への回転移動をガーゼや糸でシミュレートすることは有用である．また，欠損や皮弁を上から見た平面方向だけではなく，深部へ向かう奥行きの方向についても意識してデザインする(図3)．すなわち，深い欠損に対しては皮弁の底面側を皮膚側より広く十分な組織量を持たせて挙上し，皮弁充填の際に死腔を作らないようにする．

　一般に局所皮弁は若年者よりも皮膚余剰が多い高齢者でよい適応がある．若年者では局所皮弁手術時に皮弁やドナーに強い緊張がかかりやすいため，より一層慎重な計画が必要である．

皮弁挙上

　皮弁に血流が入ってくる部位を茎(pedicle)と呼ぶ．皮弁挙上は茎から離れた部位(皮弁末梢)から行う．皮弁末梢で皮弁挙上に適した層を探し，茎に向かって挙上していく．茎に近づくに従い挙上はより慎重に行い，茎の血管に対する牽引，焼灼，熱伝導を避けるようにする．

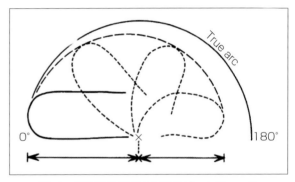

図 4. 横転皮弁デザイン時のピットフォール
回転角度が大きくなるほど皮弁到達距離は短くなることに注意．よって，皮弁の長さは，ピボットポイント－欠損間距離よりも長くデザインする必要がある．（文献5より引用）

皮弁の移動

　皮弁が回転移動する中心をピボットポイント(pivot point)と呼ぶ．ピボットポイントを中心とした皮弁回転の弧を arc of rotation と呼ぶ．ピボットポイントを中心とした回転角度は小さいほど，血流が安定している．横転皮弁においては回転角度が大きくなるほど皮弁が届く距離は短くなる(図4)．皮弁を移動した際に皮弁や血管茎に緊張がかかると血流が悪くなる．よって，ぎりぎり

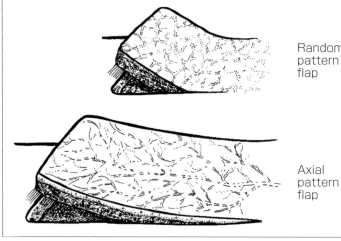

図 5.
ランダムパターンとアキシャルパターン
ランダムパターンでは軸となる主な血管がない．
皮弁基部の幅：皮弁長さは1：1から1：2までとされている．
ピットフォール：下腿など血流の悪い部位でランダムパターン皮弁を作成すると壊死しやすい．他の方法を検討した方がよい．（文献4より引用）

欠損に届くというデザインは望ましくなく，ピボットポイントと皮島使用予定部位先端とを結ぶ長さは計測上の必要距離より1～3割長いのが望ましい．

皮弁の分類

皮弁の分類法には様々な方法が提唱されている．本項目ではそれらのうち局所皮弁に関連した部分に限って述べる．

1．皮弁の血行様式からみた分類：アキシャルパターンとランダムパターン

皮弁長軸方向に走行する比較的太い血管が存在する血行様式をアキシャルパターンと呼ぶ（図5）．一方，皮弁内に中心となるような比較的太い血管が存在せず細い血管によるネットワークのみが存在する血行様式をランダムパターンと呼ぶ．ランダムパターンでは皮弁血流は主に真皮下血管網によって成り立っている．長方形の皮弁をデザインした場合の皮弁茎部の幅に対する皮弁の長さの比が大きくなると皮弁先端が壊死に陥る可能性が高くなる．生着可能な皮弁茎部の幅に対する皮弁の長さの比はアキシャルパターンの方がランダムパターンと比べて大きい．ランダムパターンでの安全な比は1：1～2までと言われている．頭部や顔面などでは1：3～4でも可能であるが，下腿など血流の悪い部位ではこれを厳守した方がよい．または，筋皮弁，穿通枝皮弁など他の方法を検討した方がよい．ランダムパターン皮弁にはこれらの血流分布に基づくデザインの制限や皮弁移動範囲が限られるという欠点がある．一方で，ランダムパターン皮弁は欠損近傍の任意の部位の組織を移動できるため，色調や質感が合いやすいという利点があり，顔面では頻用される．回転皮弁，横転皮弁，伸展皮弁いずれも，ランダムパターン皮弁であることが多い．欠損の遠隔部位からのランダムパターン皮弁で再建する方法としてはtubed pedicle flap があり，Tagliacozzi の図に描かれた皮弁もこれに該当する．

2．皮弁の構成要素からみた分類

A．筋皮弁，穿通枝皮弁

筋体裏面や筋体内には太い血管が走行しており，皮膚へ分枝（穿通枝）を出している．これら，筋肉，血管，皮膚などを一塊として挙上する皮弁は筋皮弁と呼ばれており血流が安定している．筋肉の血管支配様式の分類として Mathes and Nahai 分類が知られている．Mathes and Nahai は，血管が筋肉内に進入する位置，血管の数と大きさ，筋肉起始停止に対する血管の位置，筋肉内血行に基づいて type Ⅰ～type Ⅴに分類した．筋肉を含まないで皮膚穿通枝を含む皮弁を穿通枝皮弁と呼ぶ．ドナーの犠牲を軽減できるなどの利点がある．

B．皮弁または皮膚弁（skin flap）

皮膚，皮下組織から成る flap を皮弁，皮膚弁（skin flap）などと呼ぶ．局所皮弁といった場合，これらを指すことが通常である．一般に，筋皮弁や遊離皮弁に比べて血行やデザインの制約が多

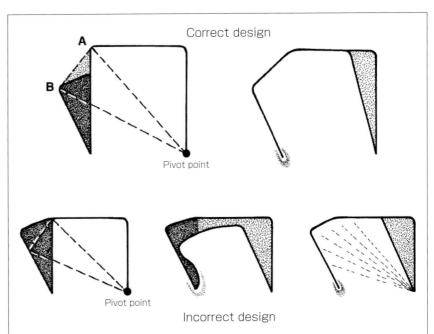

図 6.
横転皮弁デザイン時のピットフォール
ピボットポイントからみて欠損再遠位部がどこであるかを見誤ると皮弁が足りなくなることに注意．上段が正しいデザイン．臨床実地上は皮弁はさらに長くデザインするのが望ましい．（文献 4 より引用）

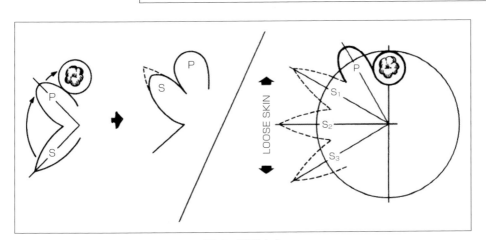

図 7．双葉皮弁
第一皮弁（図の P）で欠損を覆い，第一皮弁挙上で生じた欠損を第二皮弁（図の S）で覆う．第二皮弁の軸の方向は右図の S_1, S_2, S_3 のように任意であるが，皮膚の余裕があり，かつ，整容的に目立たない瘢痕となる方向が望ましい．ピットフォールとしては，場合により複雑な形状の瘢痕が目立ってしまうことが挙げられる．（文献 5 より引用）

く，適切な皮弁デザインが肝要と言われる．

C．その他

その他，皮弁構成要素として，骨，軟骨，筋膜，神経，腸管などが用いられる．

3．皮島の形状とその移動形式からみた分類

横転皮弁，回転皮弁，菱形皮弁，伸展皮弁などがある．横転皮弁，回転皮弁，菱形皮弁はピボットポイントを中心として皮弁が回転するものであり，原理的には共通である．

A．横転皮弁

長方形の皮弁をデザインする．ピボットポイントは欠損と反対側の皮弁基部である（図 6）．ピボットポイントと欠損の最も遠い点を結んだ長さが最低限必要な皮弁の長さになる．皮弁の回転角度が大きくなるにつれて，皮弁の到達距離が短くなることに注意する．これらのことを考慮した上でさらに，実地では計測より 1～3 割長い皮弁をデザインするのが通常である．

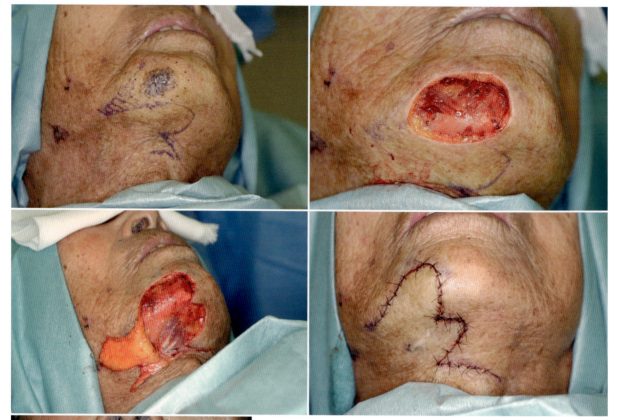

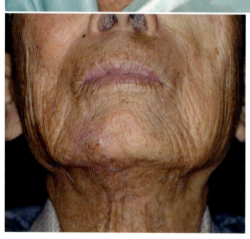

図 8.
双葉皮弁
a：頤部 BCC. 双葉皮弁のデザイン．第二皮弁は頸部の皮膚の皺に沿う方向とした．第一皮弁と第二皮弁の成す角度は本症例では約 45°である．
b：欠損
c：皮弁挙上したところ
d：術直後
e：術後 6 か月

　顔面で多用される前額皮弁や鼻唇溝皮弁は皮弁移動の原理としては横転皮弁と同じである．

　横転皮弁を挙上して移動した後の欠損に対しては，植皮，縫合閉鎖，皮弁充填，などが行われる．

　元々の欠損充填に用いた第一の横転皮弁(第一皮弁)と隣接した第二の横転皮弁(第二皮弁)の組み合わせを双葉皮弁(bilobed flap)と呼ぶ(図7)．双葉皮弁における第一皮弁と第二皮弁のなす角度はおよそ 90°以内までの範囲で任意に決められる．第二皮弁は皮膚の緊張が少なく，整容的に目立たない方向，すなわち皺に沿った方向を軸として設定するのがよい(図8)．

B．回転皮弁

　扇形から半円状の皮弁をデザインする(図9)．ピボットポイントを中心に皮弁が回転する点は横転皮弁と共通であり，同類の皮弁と考えられる．弧の長さは欠損幅の 4〜5 倍は最低でも必要である．必然的に回転皮弁は大きなデザインとなる．頭皮などの皮膚伸展性が乏しい部位では皮弁をさらに大きくデザインするのが望ましい(図10)．ピ

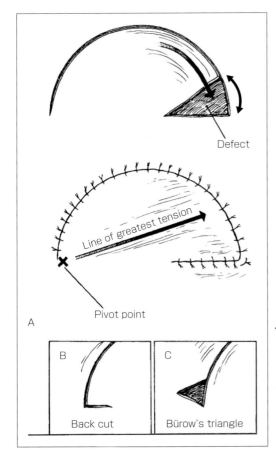

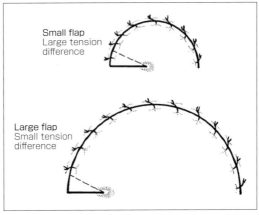

図 10. 回転皮弁のピットフォール
皮膚の伸展性が乏しい部位（例：頭皮）では皮弁が小さいと強い緊張がかかる．緊張を避けるにはかなり大きい皮弁デザインが必要である．（文献 4 より引用）

◀**図 9.**
回転皮弁のデザイン
皮弁は扇形から半円にデザインする．弧の長さは欠損の底辺の長さ（図の両矢印の長さ）の少なくとも 4～5 倍は必要である．ピボットポイントでの緊張が強い場合は back cut を入れるが，その分皮弁血流が悪くなる．ピボットポイント付近のドッグイヤーを処理してできる三角形を Bürow の三角形と呼ぶ．（文献 5 より引用）

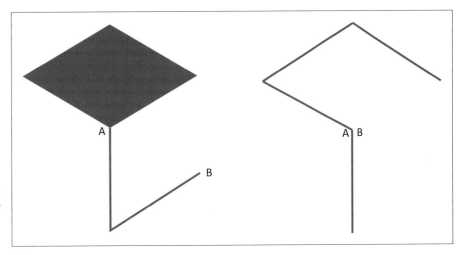

図 11.
菱形皮弁
Limberg flap．ピットフォールとしては，欠損が 60°，120°の菱形の場合のみ使用できること，A-B 間を縫合する時の緊張はかなり強いこと，などが挙げられる．

ボットポイントでの緊張が強い場合，バックカット（back cut）を入れる．ただし，これは皮弁血流を悪くするので慎重に行う．皮弁回転に伴ってできた皮膚余剰部位を Bürow の三角形と呼ぶ．

C．菱形皮弁

菱形皮弁も横転皮弁の 1 つと考えられる．皮弁を回転移動させつつピボットポイントを欠損に寄せて縫合閉鎖するところが狭義の横転皮弁や回転皮弁とは異なっている．Limberg flap，Dufourmental flap という 2 つのタイプが有名である（図 11）．Limberg flap は欠損が 60°，120°の菱形の場合のみ適応できる．ピボットポイントを欠損に寄せて縫合する時の緊張はかなり強い．Dufourmental flap は Limberg flap の改良形である．

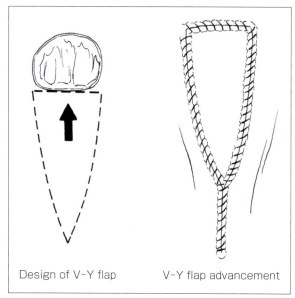

図 12.
V-Y 伸展皮弁
真皮全層まで皮切を加え皮下茎皮弁とするのが通常である．顔面で多用される．皮下組織の血流がよいことが本皮弁を使用する条件である．
ピットフォール：頭皮や四肢など皮下組織が乏しい部位では使用できない．（文献 6 より引用）

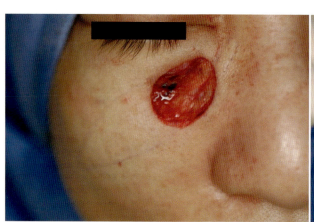
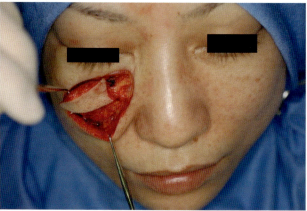
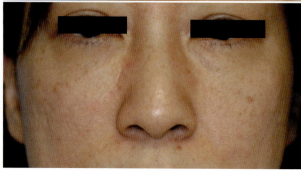

a	b
c	

図 13.
V-Y 伸展皮弁
　a：右頰部 BCC 切除後の欠損
　b：V-Y 進展皮弁を挙上
　c：術後 2 年

D．伸展皮弁

皮弁を欠損に対して前進させ被覆する．横転皮弁，回転皮弁などは皮弁移動様式が「回転」であるのに対し，伸展皮弁は移動様式が「前進」である点で異なっている．伸展皮弁には原則としてピボットポイントは存在しない．V-Y 皮弁は伸展皮弁の 1 つであり，V 字形の皮弁を前進して縫合した結果，瘢痕が Y 字形になるところから V-Y 伸展皮弁と呼ばれる（図 12）．真皮全層を切開し皮下茎皮弁として用いるのが通常である．特に顔面で頻用される皮弁の 1 つである（図 13）．皮下組織が乏しい部位では用いづらい．

皮弁生着範囲を拡大する方法

局所皮弁の生着範囲を拡大する方法としては bipedicle delay がある[7,8]。Bipedicle delay では皮弁長軸方向に平行な 2 本の皮切を行い，同時に皮弁下の undermine を行い下床から分離する．そして，皮弁遠位端を切り離さず bipedicle の状態にすることで皮弁血流を保ったまま，皮弁長軸方向の血流が増強される．結果，皮弁の茎部の幅に対する皮弁長軸の長さの比を大きくすることができるようになる．本法の欠点としては，二期的な手術となること，瘢痕形成による皮弁が硬くなり皮弁移動の障害となることなどが挙げられる．

皮弁茎部の皮膚を切り離さずに欠損を被覆した後，時期をおいて皮弁茎部の部分切離や結紮などを行い，欠損母床から皮弁への血流増強を促進する手技も遷延皮弁(delayed flap)としてよく知られている．前額皮弁による鼻の再建，鼠径皮弁による手の再建などでよく行われる．

まとめ

欠損近傍に作成される主に皮膚皮下組織で構成された皮弁，すなわち局所皮弁のデザインの注意点について解説した．

局所皮弁は欠損近傍に作成され色調質感がよいなどの利点がある．一方，血流やデザインの制約が多い．デザインの要点を十分理解して手術を行うことが望まれる．

参考文献

1) Tagliacozzi, G. : De Curtorum Chirurgia per Insitionem. Venice, Gaspare Bindoni, 1597.
2) Mathes, S. J., Nahai, F. : Classification of the vascular anatomy of muscles : experimental and clinical correlation. Plast Reconstr Surg. **67** : 177, 1981.
   Summary 筋皮弁の血行様式を分類した．
3) Taylor, G. I., Palmer, J. H. : The vascular territories (angiosomes) of the body : experimental study and clinical applications. Br J Plast Surg. **40** : 113-141, 1987.
   Summary 皮膚皮下組織の血行様式，穿通枝に関する詳細な研究である．
4) McGregor, A. D., McGregor, I. A. : Flaps, Fundamental Techniques of Plastic Surgery. Tenth ed. McGregor, A. D., et al., ed. 61-120, Chiruchill Livingstone, London, UK, 2000.
   Summary 皮弁手術の要点がわかりやすく記載されている．
5) Place, M. J., et al. : Basic Techniques and Principles in Plastic Surgery, Grabb and Smith's Plastic Surgery, fifth edition. Aston, S. J., et al., ed. 13-25, Lippincott-Raven, Philadelphia, 1997.
6) Mathes, S. J., Hansen, S. L. : Flap Classification and Applications. Plastic Surgery. Second edition. Mathes, S. J., ed. 365-481, Saunders Elsevier, Philadelphia, 2006.
7) Milton, S. H. : The effects of "delay" on the survival of experimental pedicled skin flaps. Br J Plast Surg. **22** : 244-252, 1969.
   Summary 大動物(ブタ)で bipedicled delay 法による皮弁生着範囲拡大を検証した．
8) Guba, A. M. Callahan, J. : Nurtrient blood flow in delayed axial pattern skin flaps in pigs. Plast Reconstr Surg. **64** : 372-376, 1979.
   Summary 大動物(ブタ)で遷延皮弁法による血流変化を放射性同位体を用いて定量的に検証した．

◆特集/ベーシック&アドバンス 皮弁テクニック
遠隔皮弁の基礎と応用

林田　健志*

Key Words：皮弁(flap)，遠隔皮弁(distant flap)，皮弁切離(flap division)，皮弁モニタリング(flap monitoring)，再建(reconstruction)

Abstract　再建外科の分野において，皮弁は複合組織欠損の被覆や充填に適応となる．その移動方法による分類において，挙上部位から一区域以上離れた他部位(遠隔部位)に移動する皮弁を遠隔皮弁と呼ぶ．遊離皮弁も遠隔皮弁の1つだが，一般的に遠隔皮弁(distant flap)というと，遠隔部位で二期的に皮弁を切離するものであり，本稿では有茎による遠隔皮弁の基礎と臨床応用法について述べる．

　遠隔皮弁はマイクロサージャリー技術が確立された現代では使用される頻度が激減した．しかしながら，その挙上手技は簡便であり，短時間で手術を終えることができるため，特に多発外傷や高齢者の組織欠損創に対して有用な外科的オプションの1つである．

はじめに

　皮弁は大別して，局所で用いる局所皮弁(local flap)と遠隔部で用いる遠隔皮弁(distant flap あるいは staged flap)に分類できる．純粋な移動法による分類では，遊離皮弁(free flap)も遠隔皮弁の一つだが，一般的に遠隔皮弁というと，遠隔部位で二期的に皮弁を切り離して使用するものを想像しやすく，遊離皮弁が標準手技として確立された現代では，遊離皮弁を遠隔皮弁のなかに位置づけることは少なくなった．

　皮弁茎を連続した状態で移動させる方法には，一期的に皮弁を移動部に到達させる直達皮弁(direct flap)と，皮弁を上肢などに一旦移行して下腿などの最終目的部位に移行させる介達皮弁(indirect flap)がある．しかしながら，後者の移動方法は現在ではほとんど用いられなくなったため，本稿では直達皮弁を遠隔皮弁として記述する．

　また，"局所"と"遠隔"の境界というのも曖昧である．例えば上眼瞼の欠損部に下眼瞼から有茎で皮弁を移植する switch flap の場合では，局所皮弁なのか遠隔皮弁なのかは意見が分かれるところである．指の皮膚軟部組織欠損に隣接指から移植される指交叉皮弁(cross finger flap)についても，区域皮弁移植という言葉が用いられており，"局所"を解剖学的とするか，エステティックユニット内とするかも定まっておらず，明確な定義は存在しない[1]．

　そこで，本稿では切り離しを必要とする皮弁移植を遠隔皮弁として，その切離時期も含めた基礎的な事項と，臨床における効果的な適用法について述べる．

遠隔皮弁の基礎

　遠隔皮弁術の歴史は古く，紀元前7世紀頃に刑罰として鼻を削ぎ落としていたインドで，前額皮弁による外鼻再建が行われていたという記録がある．その後，中世イタリアにおいて，Tagliacozzi が上腕に作成した皮弁を外鼻の欠損部に移植して，欠損部の血流を確保した後，筒状の部分を切離するという方法(Italian method)を発表し，遠

---

* Kenji HAYASHIDA，〒693-8501　出雲市塩冶町89-1　島根大学医学部附属病院形成外科，講師

隔皮弁術による組織移植が次々と発展してきた．

遠隔皮弁術は移植床と移植皮弁との接触面で生じる血行の再開で成り立つ．創傷治癒に伴って発生する微小な血行再開を期待するものであるため，移植早期の時点で得られる絶対的な血行量は少ない．そのため，一般的には移植後2～3週経過し，縫合部において移植床と移植皮弁の血流が安定した時点で，皮弁茎部を切り離すことが原則である．

遠隔皮弁術の早期切離や，血流を増強させる目的での delay 法(皮弁遷延術)，クランピング法の検討などは 1990 年代までは盛んに報告されていたが，マイクロサージャリーが発展し，遊離皮弁移植術や穿通枝皮弁移植術が一般的な手技として確立された現代では，遠隔皮弁に関する新規の論文報告はほとんどなくなった．Delay 法の効果は，一方の血流途絶に対して，もう一方の血流が代償的に拡張変化をきたして，血行領域間の連結が増強されるのを期待するものである[2]．皮弁切離時に血流が不安であれば，皮弁の基部切離を 1/2～1/3 程度にとどめ，さらに 1 週間待機して，完全切離する．皮弁先端が壊死してしまうと遠隔皮弁は失敗に終わるため，delay 法を行うことで，より手術の安全性を高めることができる．待機手術であれば，遠隔皮弁移植前の状態で皮弁デザインを設定し，その皮膚のみを切開しておくだけでも，皮弁の血流を増加させることができるので，症例に応じて，遠隔皮弁移植の 1, 2 週前に delay 操作を行うことも有用である．

クランピング法も要は delay 法を応用したものと考えてよい．遠隔皮弁移植後，血流安定を確認できた 4～5 日目から，組織を挫滅しないように細工・工夫された鉗子やラバーバンドなどを用いて，皮弁茎を 1, 2 時間程度クランプすることで移植床からの血流増加を期待する[3][4]．長時間クランプしてしまうと，虚血再灌流障害を起こす危険もあるため，数時間に留める方が望ましい．動物実験上はクランピングをすることで，皮弁切離が 1 週間以内で可能であったという文献は存在する．

しかしながら，臨床で遠隔皮弁を用いる場合は，移植床組織の挫滅があったり，血流が乏しい移植床であったりするので，クランピングを行ったとしても，7～10 日目で切離する報告が多い．また皮弁移植部位が血流豊富な顔面と血流が乏しい下肢では，切離時期も当然違ってくる．そのため，切離時期の客観的なモニタリング法として，サーモグラフィー，レーザードップラーフローメトリー，酸素飽和度，アイソトープスキャン，造影法，近赤外線分光法などが用いられているが，どれも未だにユニバーサルな方法となっておらず，臨床で簡便に使用可能な，客観性，再現性，信頼性の高い機器や方法の開発が望まれる[5]～[10]．

筆者も多くの症例にクランピング法を適用してきたが，クランプを 1 日数回行うことは非常に手間であったので，患者自身や看護師に指示して，クランプを施行してもらったりすることもあった．しかし，時にクランプしたままで皮弁を放置し，クランプしたことを忘れてしまってトラブルになった症例もあったり，結局は手術スケジュールの都合により，2 週間前後で皮弁切離を行う症例が多かったので，クランピング法の利点はあまり感じていない．クランピング法は移植床で骨が露出していたり，高齢者であったりなどの手術条件が悪い場合のオプションの 1 つと考えておく方が現実的である．

遠隔皮弁の成功のポイントはデブリードマンである．挫滅が強く壊死に陥ると予想される血行の悪い組織は完全に切除しなければならない．特に皮弁と縫合する組織においては徹底的に行い，良好な接合部皮膚を準備することが大切である．

遠隔皮弁の臨床応用

臨床で実際に応用されている遠隔皮弁を以下に列挙する．

1．顔面の再建
① 頭皮額皮弁(scalping forehead flap)
前額部の眉毛上部の皮膚軟部組織を頭皮とともに皮弁として挙上し，全鼻の再建に用いる．

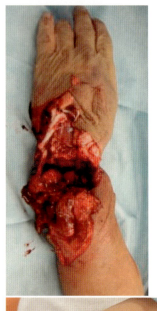
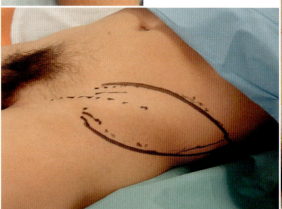
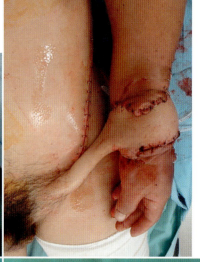
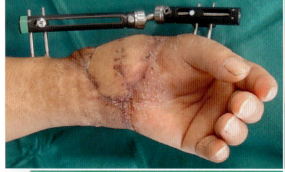
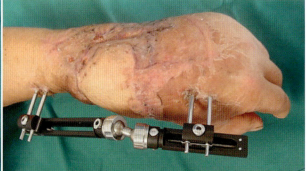
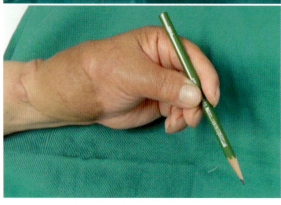

図 1.
四肢開放骨折などを受傷した多発外傷症例
左手関節部の Gustilo ⅢB 開放骨折(a)に対して，デブリードマン後，手術時間短縮を目的に，骨折部のピンニング固定後，左鼠径部から鼠径皮弁を挙上し(b)，創部を被覆した(c)．皮弁切離時に創外固定に変更した(d～f)．

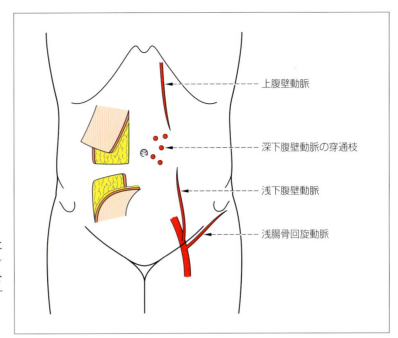

図 2.
腹壁皮弁は潰瘍面積や受傷部位に合わせて，自由に皮弁をデザインできる．基部になるべく穿通枝を含むようにすると血流が安定する．

② 正中前額皮弁(median forehead flap)
① よりも小さい外鼻欠損の再建に用いる．

③ 眼瞼交叉皮弁(switch flap)
上眼瞼の比較的大きな全層欠損に，下眼瞼の結膜と瞼板を含む皮弁を反転させ，再建する．

④ 口唇交叉皮弁(cross lip flap，Abbe flap)
上口唇の変形や欠損部に，赤唇粘膜を含んだ下口唇から皮弁を移植する．

２．手の再建

① 指交叉皮弁(cross finger flap)
指の組織欠損に，隣の指から皮弁を移植し再建する．

② 手掌皮弁(palm flap)，母指球皮弁(thenar flap)
指尖部の組織欠損に，手掌部から皮弁を挙上して移植し再建する．

③ 腹壁皮弁(abdominal flap)
手や指の比較的大きな組織欠損に，腹部の皮弁を移植し再建する．

④ 鼠径皮弁(groin flap)
主に手背部から前腕にかけての大きな組織欠損に，鼠径部の有軸皮弁を移植し再建する．

３．下肢の再建

① 下腿交叉皮弁(cross leg flap)
足や下腿の組織欠損に，対側の腓腹部などから皮弁を移植し再建する．皮弁は中枢茎でも遠位茎でもよい．

② 足交叉皮弁(cross foot flap)
主に踵の欠損部に，対側の土踏まずから皮弁を移植し再建する．

以上のなかで，実地臨床において最も遠隔皮弁を適用する頻度が高いのが，手の再建における腹壁皮弁と鼠径皮弁である．これらの皮弁は皮弁採取部が非露出部となることにより，整容的な配慮の面でも利点がある．しかし，前腕や手の再建においても，神経や腱の欠損が合併した場合は，遊離皮弁が積極的に適応されている現代においては[11)12)]，緊急で長時間の手術を行うことが難しい多発外傷や高齢者などの場合に，皮膚欠損部の被覆目的に遠隔皮弁を適用とするべきである[13)]（図1）．

鼠径皮弁は大きな皮弁を作成できるが，鼠径部ドナーの緊張が強くなる場合が多い．その場合には人工真皮でドナーを一旦被覆しておき，皮弁切離の際に植皮を同時に行い創閉鎖するとよい．

腹壁皮弁は自由に皮弁をデザインできる．臍周囲の穿通枝を皮弁基部になるべく含むようにすれば，比較的大きな皮膚軟部組織の欠損にも欠損の部位に応じて，自由に選択可能で，患肢と対側の腹壁にも皮弁を作成できる(図2)．高齢者などで，

肩関節の疼痛が危惧される場合には，対側の腹壁に皮弁を作成することで，肩関節や肘関節を良肢位に保つことができ，切離後もリハビリがスムーズに行える場合が多い．

また，他の治療法として，人工真皮やbFGFなどを適用することで，腱や骨露出部に肉芽形成を図り，リハビリを行いながら後日植皮する再建法も有用ではある[14)15)]．しかしながら，移植床に腱膜や骨膜が温存されており，十分な血流が担保されていることが必要な条件となるため[16)]，創傷に関する様々なデバイスが開発された現在でも，皮弁移植は有用な治療法である．

遠隔皮弁は術前に皮弁の生着域を明確に判断するのは困難であり，切離時期も経験則によるものが大きい．しかし，インドシアニングリーン（ICG）などを用いた皮弁血流評価法なども開発されつつあり，遊離皮弁と比べ，手術時間が短く，手技も簡便であるため，症例に応じて有用な皮弁であることは間違いない．

参考文献

1) 小川 令ほか：新しい皮弁分類法の提唱．日医大医会誌．**1**：26-32, 2005.
2) Mathes, S. J. : Standard delay flap modification. Plastic Surgery(2nd ed). Mathes, S. J., et al., ed. p. 371. Saunders, Philadelphia, 2006.
3) Gatti, J. E., et al. : Assessment of neovascularization and timing of flap division. Plast Reconstr Surg. **73**：396-402, 1984.
4) George, A., et al. : Early division of pedicled flaps using a simple device : a new technique. Br J Plast Surg. **49**：119-122, 1996.
5) Tsur, H., et al. : Neovascularization of skin flaps : route and timing. Plast Reconstr Surg. **66**：85-90, 1980.
6) McGrath, M. H., et al. : The intravenous fluorescein test : use in timing of groin flap division. J Hand Surg Am. **4**：19-22, 1979.
7) Hallock, G. G. : Preliminary assessment of laser Doppler flowmetry for determining timing of division of the cross-finger flap. J Hand Surg Am. **15**：898-901, 1990.
8) Cheng, M. H., et al. : Combined ischemic preconditioning and laser Doppler measurement for early division of pedicled groin flap. J Trauma. **47**：89-95, 1999.
9) Furnal, D. W., et al. : A pair of five-day flaps : early division of distant pedicles after serial cross-clamping and observation with oximetry and fluorometry. Ann Plast Surg. **15**：262-267, 1985.
10) 草野太郎ほか：近赤外線分光法（NIRS）を用いた遠隔皮弁切離時期の評価．日形会誌．**22**：887-894, 2013.
    Summary 無侵襲なティッシュオキシメーターを用いて，遠隔皮弁の切離時期評価の検討を行っている．
11) Wang, C. Y., et al. : One-stage reconstruction of composite extremity defects with a sural neurocutaneous flap and a vascularized fibular graft : a novel chimeric flap based on the peroneal artery. Plast Reconstr Surg. **132**：428e-437e, 2013.
    Summary 腓骨動脈穿通枝を用いて，前腕の再建を行い，様々な利点を報告している．
12) Hayashida, K., et al. : Peroneal perforator-based peroneus longus tendon and sural neurofasciocutaneous composite flap transfer for a large soft-tissue defect of the forearm : A case report. Microsurgery. **38(1)**：85-88, 2018.
13) 田中克己ほか：腹壁有茎皮弁．Orthoplastic Surgery—四肢再建手術の実際—．平瀬雄一ほか編．235-238, 克誠堂出版, 2013.
14) Hayashida, K., et al. : bFGF treatment in burns and surgical wounds. J Wound Tech. **22**：6-8, 2013.
15) Hayashida, K., et al. : Use of Terudermis, a bovine-derived artificial dermis, for functional and aesthetic reconstruction in traumatic hand injury. J Wound Tech. **26**：6-7, 2014.
    Summary 手の皮膚欠損には関節拘縮を防ぐ目的で，人工真皮が有用だと述べている．
16) Fujioka, M., et al. : Artificial dermis is not effective for resurfacing bone-exposing wounds of Gustilo-Anderson Ⅲ fracture. J Plast Reconstr Aesthetic Surg. **66**：119-121, 2013.
    Summary 開放骨折部では血流が乏しいために，人工真皮では肉芽形成を認めず，皮弁移植の必要性を詳述している．

◆特集／ベーシック＆アドバンス 皮弁テクニック
顔面の局所皮弁

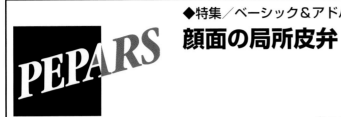

安田　浩[*1]　土井悠人[*2]　三宅順子[*3]

Key Words：局所皮弁(local flap)，顔面(face)，皮弁のベクトル(vector of flap)

Abstract　筆者が主に用いる皮弁を中心に顔面の皮弁を概説する．皮弁はその伸展方向を考慮し，逆の方向に引っ張られることをよく考えてデザインすべきである．また顔面においては眼瞼，鼻，口唇など特殊部位が多く，特にこれらは 3 次元的な構造でもあり，皮弁によってそれらが整容的に十分再現されるように考える．顔面の皮弁は成書に多くの方法が列挙されており，それらの利点，欠点を十分理解して選択するとよい．本稿では眼瞼において頻用される malar flap，鼻部では axial frontonasal flap，口唇では逆 Estlander flap，double V-Y advancement flap（仮称）の症例を提示する．

はじめに

顔面における皮弁による再建は腫瘍再建などで行うことが多い．顔面は血流がよく，創傷治癒が良好に行われるので皮弁の瘢痕も目立ちにくい利点がある．他方，顔面には眼瞼，鼻，口唇など特有の組織があり，その再建には他に代替物がないことが多く，皮弁を駆使しての再建が形成外科医としての醍醐味でもある．本稿では顔面の各部位における皮弁を総説する．

皮弁の基本的な目的，注意点

本特集が皮弁であるので他の稿でも皮弁の考え方は述べられていると思われるが，筆者なりの皮弁の目的を述べる．

＜皮弁作成の目的＞

1．単純に縫合すると皮膚のズレ＝変形となるので，大きな皮弁を作成してそのズレの割合を減じて変形を最小限にする

皮膚には伸展性があり，皮弁作成のコツはその伸展性を利用してうまくそのズレを変形へとつなげないことにある．下眼瞼部の欠損で例えば 5 mm 幅の欠損を単純に縫合する場合，そのズレを 5/5＝100％ と考えると，malar flap を 50 mm 長で作成すると 5/50 となり，ズレは 10％ となる．多くの皮弁はこの考えに基づいてデザインされることが多い．皮弁作成に不慣れな場合，しばしば小さい皮弁を作成しがちで，そのために十分な移動が得られないことがある．欠損の幅，長さをどれくらいの皮弁の大きさでズレの割合を小さくするかということを留意して，思ったより大きな皮弁を作成することが特に不慣れな場合は重要であると考える．

2．皮膚欠損部における皮膚の伸展性が得られず，近隣の伸展性が得られる部位より移動する

前項とも関連するが，軟骨がある鼻翼の皮膚のように単純縫合すると変形を強く生じる部位へ変

[*1] Hiroshi YASUDA，〒807-8555　北九州市八幡西区医生ヶ丘 1-1　産業医科大学病院形成外科，診療教授
[*2] Yujin DOI，同
[*3] Junko MIYAKE，同，助教

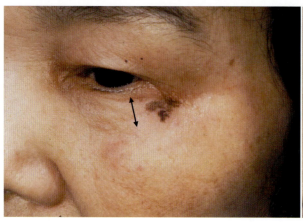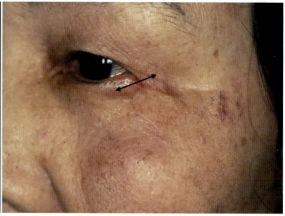

図 1. 下眼瞼悪性黒子
a：術前の状態．縦方向に縫合すると下眼瞼の外反が生じることが危惧される．
b：Limberg 皮弁による再建術後 3 年．下眼瞼および周囲の変形はない．本皮弁で縦の緊張を横に変換している．

形が生じにくい頬部(鼻唇溝部)から皮弁を移動させるのがよい例である．

3．解剖学的に同じ組織を移動させる

特に顔面においては眼瞼，口唇など，他にはない組織が欠損した場合，対側の同じ組織を回転させて移動させる場合である．Abbe 皮弁，Estlander 皮弁などが代表例である．

4．縫合による皮膚の緊張の方向を変える

縦方向に縫合した場合の皮膚の緊張によって周囲の組織に変形をきたす場合で，横方向の緊張であれば周囲組織の変形が少なくて済む場合に用いる．Limberg 皮弁などが代表例と考える．

＜皮弁の注意点＞
1．皮弁は「綱引き」である

皮弁を作成，移動した場合，移動部へ牽引することになる．そのため逆の牽引力が生じることで皮弁は両方向に牽引されることになる．特に鼻翼部の再建では鼻翼が頬部から急峻に立ち上がる立体構造はこの牽引によって再現が難しい場合がある．また malar flap において，外眼角からこめかみに向かってはやや上方に弧状にデザインするのも皮弁の牽引によって下眼瞼が下垂しないようにするためである．皮弁をデザインする時にはこの逆方向への牽引のベクトルが働くことに留意すべきである．

2．皮弁の下に重要な組織がないかよく理解する

皮弁は健常組織に切開を加えて挙上するものなのでその下床に重要な脈管，神経などがないかなどを十分理解して，それらの重要組織を下床に残すのか，皮弁に含めるのかで自ずと皮弁の剥離の深さが決まってくる．安易に皮弁を起こすと特に顔面では顔面神経麻痺などを生じることがあるので配慮が必要である．

顔面の部位における各種皮弁再建法

顔面は変形を生じると患者に精神的苦痛を与えやすく，QOL が下がる要因となる．そのため広範な皮膚欠損創が生じた場合は最小の変形となるべく，皮弁だけでなく best な再建法を検討すべきである．顔面の皮弁はその部位によって多くの再建法があり，全てを網羅することは難しい．そのため本稿では特徴的な構造を有する眼瞼部，鼻部，口唇部の再建法を解説する．

1．眼瞼およびその周囲における皮弁再建

眼瞼は他にない固有の組織を有しており，その再建には局所皮弁を用いることが多い．特に下眼瞼では欠損創を閉鎖する時にベクトルの方向によっては外反変形が著しくなることが多く，創部の緊張がどのベクトルに向かうのか注意を払うべきである．外反を予防するために緊張方向を変える Limberg 皮弁はよい適応と考える(図 1)．下眼

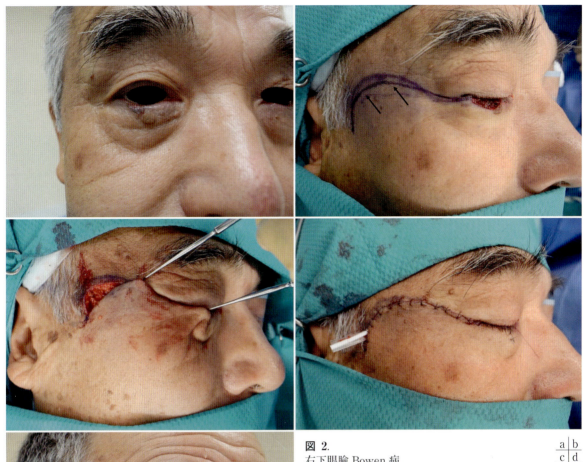

図 2.
右下眼瞼 Bowen 病
- a：術前の状態
- b：腫瘍切除，迅速で腫瘍辺縁を確認後，malar flap をデザイン
  外眼角より上方(矢印)へ弧状にデザインすることで下眼瞼の皮弁による外反を予防する．
- c：皮弁移動時の所見
  下眼瞼の縦の dog ear は修正した．
- d：術直後の状態
- e：術後 2 年の状態
  下眼瞼の形態は問題なく，縫合線もあまり目立たない．

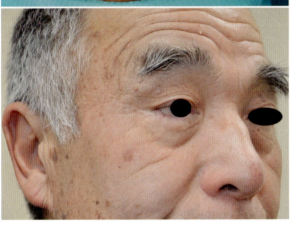

瞼の再建で多く用いられるのは頬部皮弁(malar flap)である(図2)．この皮弁は単に下眼瞼の皮膚側の欠損の場合だけでなく，全層欠損時にも耳介軟骨や硬口蓋粘膜の移植による粘膜側の再建と併用することで適応となり，その適応範囲は広い．皮弁のデザインは外眼角部よりこめかみに至る部分ではやや上方に弧状にデザインすることで皮弁によって外眼角が軽く牽引され，下眼瞼の外反を予防できる．

眼瞼部の交叉皮弁としては Mustardé flap が一般的であり，主に上眼瞼の再建に用いられる[1)2)]．また眼輪筋皮弁も眼瞼周囲の再建に有用である[3)]．

2．鼻　部

鼻部では鼻のユニットを十分考慮した再建が望まれる．鼻のユニットは鼻尖部，鼻翼部，鼻背(側壁を含む)に分けると考えやすい[4)]．再建で重要なのは，鼻翼と鼻背では頬部との立ち上がりの角度

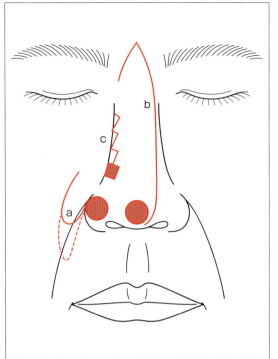

図 3.
鼻部の各種皮弁
 a：鼻唇溝皮弁
 b：axial frontonasal 皮弁
 c：stair-step flap

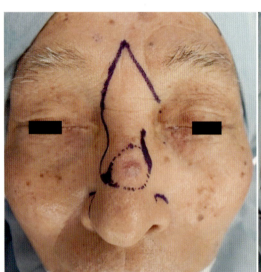
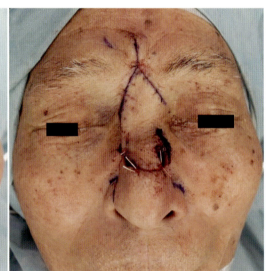
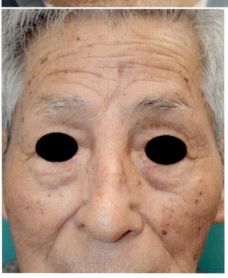

a	b
c	

図 4.
鼻部基底細胞癌
Axial frontonasal flap による再建
 a：デザイン時
 b：術直後
 c：術後1年の状態
  縫合部瘢痕はあまり目立たず，鼻変形もない．

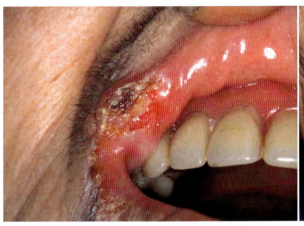 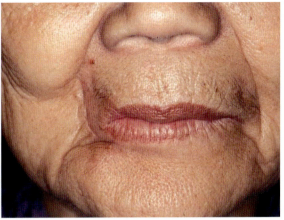

図 5. 上口唇有棘細胞癌の逆 Estlander 皮弁による再建例
a：術前の状態．切除範囲が口角にかかる．
b：術後 3 年の状態．口角が健側に比べるとやや鈍な印象である．

が異なることである．つまり鼻翼部（鼻唇溝より下方）では頬部から急峻な立ち上がりであるのに対し，鼻背部ではなだらかに頬部と移行している点である．皮弁形成では先に述べたように皮弁を移動すると逆方向に牽引される力が働くので特に鼻翼部ではこの急峻な立ち上がりが消失しやすいことに留意すべきである．鼻部で用いられる代表的皮弁を図 3 に示す．

A．鼻尖部の再建

代表的なものは axial frontonasal flap[5] である（図 4）．この皮弁は鼻背中央から眉間にかけて起こすもので鼻尖の欠損によく用いられ，一期的に手術が可能なことが利点である．欠点は内眼角部にやや線状の瘢痕が目立つ場合があることと考える．頬部からの皮下茎皮弁もよい適応であるが，皮下茎が鼻翼部に入ると bulky な印象になることが欠点である．また鼻尖部の欠損が大きい場合には前額皮弁も用いられるが，手術が二期的になることが欠点である．鼻尖部は全層植皮も選択肢の 1 つである．

B．鼻翼部の再建

鼻翼部においては鼻唇溝皮弁がよい適応である．鼻唇溝皮弁は頭側を基部とする場合と尾側を基部とする場合があると思われるが，鼻翼の形態を考えると頭側が基部となるようにデザインすることが多い．先に述べたように鼻翼部は頬部から急峻に立ち上がっており，その立ち上がりは鼻唇溝と鼻翼で形成される三角が重要と考えるので皮弁作成の際にこれらの構造を十分再現できるようデザインを行うべきである．

C．鼻背部の再建

この部位は欠損の大きさなどで様々な皮弁が考えられる．一般的な V-Y 伸展皮弁，双葉皮弁や図 3 に示すような stair-step flap[6] などが代表例である．

3．口唇部

口唇は赤唇皮膚，赤唇粘膜，白唇皮膚が立体的に構成されており，他にはない構造を有している．そのため広範囲の欠損ではできるだけ周囲の皮弁を用いて再建する必要がある．そのため口唇周囲には様々な皮弁が提唱されている．代表例では上口唇から口角部で折り返して下口唇を再建する Estlander 皮弁[7]（下口唇から上に移動するのは逆 Estlander 皮弁：図 5）や Abbe 皮弁[8] が挙げられる．Abbe 皮弁はもともと口唇裂二次変形の修正法として報告されているが，腫瘍切除後の欠損に対してこの方法が利用されることが多い．上唇動脈または下唇動脈を利用した交叉皮弁であり，切り離しの二期手術が必要となる．ただこれらの皮弁はもともとある口唇組織のみを用いるのでどうしても口囲が狭くなり義歯の脱着に支障をきたしたり，義歯の再作成を余儀なくされたりすることもあり，特に高齢者では義歯にも配慮が必要となる．

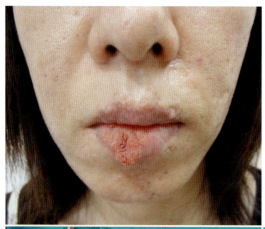

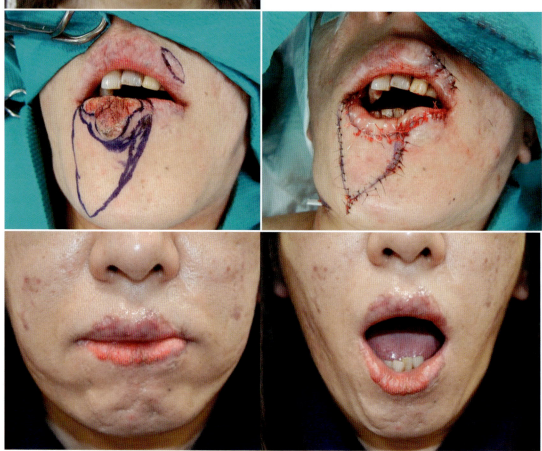

図 6.
下口唇有棘細胞癌
　a：術前の状態
　　下口唇右側に腫瘍を認める.
　b：Double V-Y advancement flap（仮称）の皮膚側のデザイン
　c：下口唇粘膜も同様に皮弁として前方へ移動する. 皮弁採取部は人工真皮を貼付した.
　d：術後 4 年の状態
　　下顎にマリオネット状の瘢痕が軽度目立つが, 良好な形態を呈している.

　下口唇の広範な再建は悪性腫瘍でしばしば経験するが, 筆者は好んで下顎部からの V-Y 皮弁で皮膚側を, 赤唇は口唇粘膜を皮下茎皮弁として赤唇側に移動させ, 粘膜弁挙上部には人工真皮を貼付して口唇を再建している（double V-Y advancement flap（仮称）[9], 図 6）. この方法は下口唇の大半が欠損する症例によい適応であると考える. 口囲の狭小化はないので義歯の脱着も問題ない. 欠点として下顎部に皮弁の縫合線が残るのでマリオネットのような瘢痕となることがあるが, 高齢者ではあまり問題にならなかった. また粘膜弁挙上部を縫合せずに人工真皮貼付のみで粘膜上皮化を待つが, そのためやや薄い口唇となることが欠点である. また同様の手技は白唇皮膚から赤唇皮膚までかかる欠損の再建にも有用である（図 7）.
　これらの皮弁以外にも口唇周囲より皮弁を回転

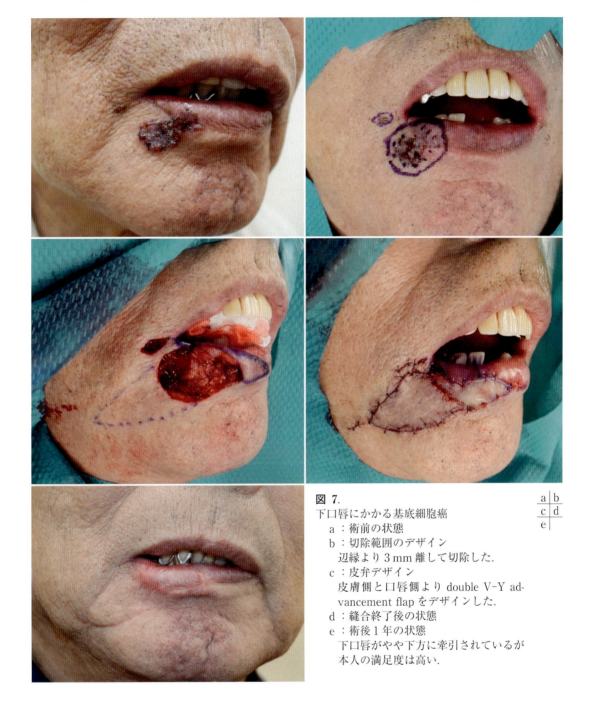

図 7.
下口唇にかかる基底細胞癌
 a：術前の状態
 b：切除範囲のデザイン
   辺縁より 3 mm 離して切除した．
 c：皮弁デザイン
   皮膚側と口唇側より double V-Y advancement flap をデザインした．
 d：縫合終了後の状態
 e：術後 1 年の状態
   下口唇がやや下方に牽引されているが本人の満足度は高い．

させて口唇を形成する fan flap や gate flap などがある[10)11)]．

まとめ

顔面における局所皮弁による再建法を総説した．全ての皮弁を網羅することは難しく，筆者が日常よく用いている皮弁を中心に述べた．顔面はその個人の特徴を表す部位であり，その変形は患者本人にとって苦痛である．冒頭に述べたように皮弁の特性，利点欠点を十分理解して最小の変形で済むことを目指して再建法を検討すべきである．

参考文献

1) Mustardé, J. C. : Repair and Reconstruction in the Orbital Region. 2nd ed. pp. 130-151. Churchill

Livingstone, Edinburgh, 1980.
2) 土井秀明：Mustarde の交叉皮弁．各種局所皮弁による顔面の再建　最近の進歩．小川　豊編．pp. 55-64．克誠堂出版，2000．
3) 尾郷　賢：眼輪筋 MC 皮弁（OOMCF）による眼窩周辺の皮膚再建術．各種局所皮弁による顔面の再建　最近の進歩．小川　豊編．pp. 1-9．克誠堂出版，2000．
4) 安田　浩：【熱傷診療ガイドライン—その読み方と活用法】鼻部悪性腫瘍切除後の再建における皮弁形成術．形成外科．53(5)：537-543, 2010．
5) Marchac, D., et al.：The axial frontonasal flap revisited. Plast Reconstr Surg. 78：686-694, 1985.
6) Hallock, G. G., et al.：The stair-step flap for nasal reconstruction. Ann Plast Surg. 18：34-36, 1987.
7) 鈴木茂彦ほか：各種局所皮弁による顔面の再建　最近の進歩．小川　豊編．pp. 158-165．克誠堂出版，2000．
8) Abbe, R.：A new plastic operation for the relief of deformity due to double harelip. Plast Reconstr Surg. 42：481-483, 1968.
9) 磯田英華，安田　浩ほか：Double V-Y Advancement Flap により再建した下口唇の有棘細胞癌の1例．皮膚科の臨床．48：491-494, 2006．
10) 鬼塚卓彌：口唇，口蓋の欠損．形成外科手術書　実際編．pp. 287-296．南江堂，2007．
11) 吉村陽子ほか：Fan-shaped flap による下口唇再建．各種局所皮弁による顔面の再建　最近の進歩．小川　豊編．pp. 172-179．克誠堂出版，2000．

好評書籍

超アトラス眼瞼手術
―眼科・形成外科の考えるポイント―

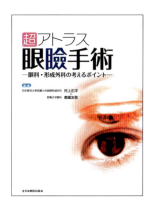

編集　日本医科大学武蔵小杉病院形成外科　村上正洋
　　　群馬大学眼科　鹿嶋友敬

B5判／オールカラー／258頁／定価（本体価格9,800円＋税）
2014年10月発行

形成外科と眼科のコラボレーションを目指す，意欲的なアトラスが登場！眼瞼手術の基本・準備から，部位別・疾患別の術式までを盛り込んだ充実の内容．計786枚の図を用いたビジュアルな解説で，実際の手技がイメージしやすく，眼形成の初学者にも熟練者にも，必ず役立つ1冊です．

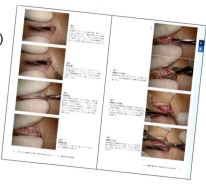

目次

Ⅰ　手術前の［基本］［準備］編―すべては患者満足のために―
　A　まずは知っておくべき「眼」の基本
　　　―眼科医の視点から―
　B　おさえておきたい眼瞼手術の基本・準備のポイント
　　　―形成外科医の視点から―
　C　高齢者の眼瞼手術における整容的ポイント
　　　―患者満足度を上げるために―
　D　眼瞼手術に必要な解剖
　E　眼瞼形成外科手術に必要な神経生理

Ⅱ　眼瞼手術の［実践］編
　A　上眼瞼の睫毛内反
　　　上眼瞼の睫毛内反とは
　　　埋没縫合法
　　　切開法（Hotz変法）
　B　下眼瞼の睫毛内反
　　　下眼瞼の睫毛内反とは
　　　若年者における埋没法
　　　若年者におけるHotz変法
　　　退行性睫毛内反に対するHotz変法（anterior lamellar repositioning）
　　　Lid margin split法
　　　牽引筋腱膜の切離を加えたHotz変法
　　　内眥形成
　C　下眼瞼内反
　　　下眼瞼内反とは
　　　牽引筋腱膜縫着術（Jones変法）
　　　眼輪筋短縮術（Wheeler-Hisatomi法）
　　　Lower eyelid retractors' advancement（LER advancement）
　　　牽引筋腱膜縫着術と眼輪筋短縮術を併用した下眼瞼内反手術

　D　睫毛乱生・睫毛重生
　　　睫毛乱生・睫毛重生とは
　　　電気分解法
　　　毛根除去法
　　　Anterior lamellar resection（眼瞼前葉切除）
　E　上眼瞼下垂
　　　上眼瞼下垂とは
　　　Aponeurosisを利用した眼瞼下垂手術
　　　Muller tuck法（原法）
　　　CO_2レーザーを使用した眼瞼下垂手術（extended Muller tuck宮田法）
　　　Aponeurosisとミュラー筋（挙筋腱膜群）を利用した眼瞼下垂手術
　　　眼窩隔膜を利用した眼瞼下垂手術（松尾法）
　　　若年者に対する人工素材による吊り上げ術
　　　退行性変化に対する筋膜による吊り上げ術
　　　Aponeurosisの前転とミュラー筋タッキングを併用した眼瞼下垂手術
　F　皮膚弛緩
　　　上眼瞼皮膚弛緩とは
　　　重瞼部切除（眼科的立場から）
　　　重瞼部切除（形成外科的立場から）
　　　眉毛下皮膚切除術
　G　眼瞼外反
　　　下眼瞼外反とは
　　　Lateral tarsal strip
　　　Kuhnt-Szymanowski Smith変法
　　　Lazy T & Transcanthal Canthopexy
コラム
　　　眼科医と形成外科医のキャッチボール

全日本病院出版会　〒113-0033　東京都文京区本郷3-16-4　Tel：03-5689-5989
http://www.zenniti.com　　　　　　　　　　　　　　　　　　　Fax：03-5689-8030

◆特集/ベーシック&アドバンス 皮弁テクニック

手・手指の皮弁

小野　真平*

Key Words：手(hand)，指(finger)，皮弁(flap)，ユニット(unit)，手・手指から挙上可能な皮弁(intrinsic flap)

Abstract　手・手指の皮膚軟部組織再建において，最適な皮弁を選択するための意思決定プロセスは依然不明な点が多い．本稿では手のファンクショナル・エステティック ユニットの概念を紹介し，皮弁選択のプロセスを解説する．皮弁選択のための第一歩は，欠損がどのユニットに位置するかを確認することである．ユニットは皮線や側正中線などにより輪郭形成され，皮弁辺縁やドナー縫合線をこの輪郭にあわせて再建することで良好な手指機能と外観を獲得できるとする概念である．次にユニット内での欠損サイズ(小中大)を判定し，隣接した皮膚の移動で閉創可能かを判断する．小〜中欠損で閉創可能と判断すれば，皮弁に求められる条件(掌背側どちらの皮膚が適しているか，皮弁サイズ，知覚再建の必要性など)を確認する．これらの条件を満たす皮弁を列挙したら，最後に患者因子，術者因子，ドナーの犠牲などを総合的に判断して最適な皮弁1つに絞り込む．

緒　言

手・手指の皮膚軟部組織欠損の再建においては，早期に血流豊富な皮弁で被覆することで良好な手指機能を獲得できる．他部位の皮膚軟部組織欠損では一般的に「再建のはしご(reconstructive ladder)」に基づいて，よりシンプルな治療法である植皮や陰圧閉鎖療法から優先的に選択する．しかし，手・手指の再建に限っては高度な機能と整容が求められるため，植皮よりも皮弁の優先順位が高くなる傾向にある．血流豊富な皮弁は深部の重要構造物(骨，関節，腱，神経血管束など)を外界から保護するだけでなく，創床に良好な栄養を供給し創治癒を促進する．早期の創治癒により瘢痕を最小限にし，早期からリハビリテーションを開始することで腱癒着や関節拘縮を予防する．手・手指の皮膚軟部組織再建のゴールは手の機能を維持・回復することに焦点が当てられていたが，近年の患者立脚型アウトカム研究により外観に配慮した整容再建が機能再建と同様に重要であることが明らかになっている[1]．つまり手・手指の皮膚軟部組織欠損の再建は，ただ単に「欠損を閉じる」ことから「機能・整容の両面で良好な治療アウトカムを得ること」が求められている．

一方で，手・手指から挙上可能な皮弁(いわゆるintrinsic flap)は微小血管解剖研究の進歩により，数多く報告されている．筆者が手外科を学び始めた時に強く感じたことであるが，個々の皮弁に関する論文や教科書は数多く存在するが，その皮弁を選択するに至る根拠，つまり皮弁選択の意思決定プロセス(decision-making process)に関して詳説しているものは少なく，いざ患者を目前に困った記憶がある．本稿では，手のファンクショナル・エステティック ユニット(functional aesthetic units and subunits of the hand)の概念を紹介し，皮膚軟部組織再建における皮弁選択の意思決定プロセスを解説する．

---

* Shimpei ONO，〒113-8603　東京都文京区千駄木 1-1-5　日本医科大学付属病院形成外科・再建外科・美容外科，准教授

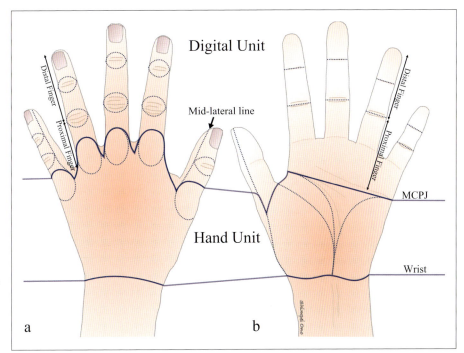

図 1. 手のファンクショナル・エステティック ユニット
　a：手背
　b：手掌

手のファンクショナル・エステティック ユニット

　手・手指の再建においては，手・手指を皮線や側正中線を境界線としていくつかのユニット(unit)に分割し，皮弁辺縁やドナーの縫合線をユニットの輪郭にあわせた再建をすることで機能的・整容的に優れた結果を獲得できる．我々はこの概念を手のファンクショナル・エステティックユニットとして提唱してきた(図1)[2]．ユニットの輪郭に再建部の境界線をあわせることで良好な手指機能が獲得でき，整容的にも綺麗になるようにユニットが規定されている．例えば，PIP 関節の掌側では近位指節間皮線に一致するようにサブユニット(subunit)の輪郭が設定されているが，同部背側では PIP 関節屈曲時に関節上の皮膚が十分に伸展することが求められるため，関節を1枚の皮弁でまたいで被覆するように円形に設定されている．ユニットは，指ユニット(digital unit)と手ユニット(hand unit)に大別できる．母指以外(示～小指)の指ユニットはさらに遠位と近位に分けることができる．また手・手指の掌側と背側を分ける側正中線(mid-lateral line)もユニットの輪郭になっている．手の皮弁は，皮弁長軸が四肢長軸と一致した楕円形皮弁として挙上することが多

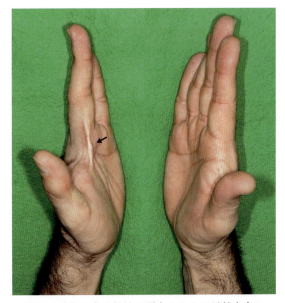

図 2. 手指の瘢痕拘縮は張力がかかる長軸方向に生じる．
　→長軸方向の瘢痕拘縮ライン

いため，皮弁を 180°回転した後の皮弁辺縁やドナーを閉創した際の縫合線が長軸(縦)方向の直線になることが多い．一方で，指は長軸方向に屈伸運動をする関係で，手指の瘢痕拘縮は張力がかかる長軸方向に生じる(図2)．皮弁辺縁やドナー縫合線がユニットの輪郭である側正中線に一致するようにすると整容的にも綺麗であり，瘢痕拘縮もき

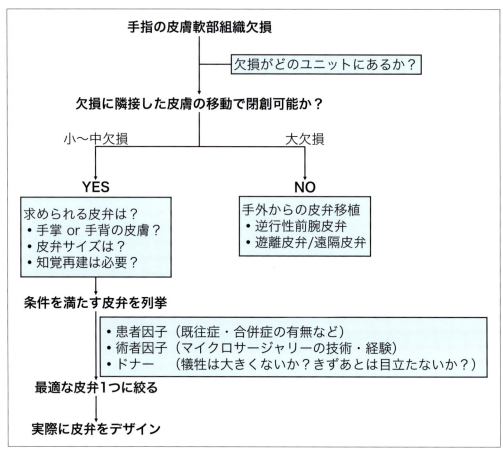

図 3. 皮弁選択のための意思決定木

たしづらい．また皮弁辺縁やドナー縫合線がやむを得ず掌側の皮線を直交するような場合は，瘢痕拘縮をきたしやすいため，皮線をまたぐ部位に小さい Z-plasty を加えたり，ジグザグ(step-ladder)にするなどの工夫が求められる．

最適な皮弁選択のための意思決定プロセス

前述のように手・手指の皮膚軟部組織欠損を被覆するための手内在皮弁(いわゆる intrinsic flap)は過去に数多く報告されている．しかし，個々の欠損に対して最適な皮弁を選択するための意思決定プロセスは依然不明な点が多い．その理由として，皮弁選択の際に複数の因子を考慮しなくてはいけないことが挙げられる．これらの因子には，以下が含まれる：

・欠損(大きさ，位置，深さ)
・皮弁(色調，質感，厚さ，血流の信頼性，ドナー)
・患者(年齢，性別，利き手，職業，既往症，合併症)
・術者(知識，マイクロサージャリーの技量や経験)

我々は図3に示した「皮弁選択のための意思決定木(decision-making tree)」に基づき，皮弁選択を行っている．皮弁選択の意思決定においては，最初に欠損がどのユニットに位置するかを確認する．次にユニット内での欠損の大きさ(小，中，大)を判定し，欠損に隣接した皮膚の移動で閉創可能か判断する．この欠損の大きさの分類は，欠損の計測値(cm)が重要ではなく，同じ2cmの欠損でも解剖学的部位によって判定は異なる．つまり，手背にある2cmの欠損は小欠損であり，指尖部の2cmの欠損は大欠損と判定される．手内在皮弁は一般的に各ユニットの小〜中欠損に対して適応がある(図4)．一方で大欠損は，逆行性前腕島

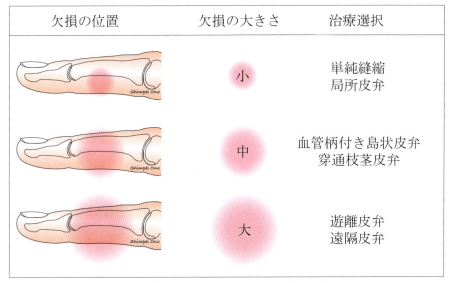

図 4. 欠損の大きさに基づいた皮弁選択肢

状皮弁(逆行性橈側前腕皮弁や後骨間動脈皮弁など),遊離皮弁,遠隔皮弁などの適応となる.しかし,これらは特徴が全く異なる皮膚で再建することになるため,機能的・整容的な満足度は下がる傾向にある.

欠損に隣接した皮膚の移動で閉創可能と判断したら,次に求められる皮弁,すなわち掌背側のどちらの皮膚(組織)による再建が適しているか,皮弁サイズ,さらに知覚再建が必要かなどを確認する.掌背側の皮膚の性状は全く異なり,このことは手指の機能・整容とも大きく関係している.手掌の皮膚は,無毛で,角質が厚く伸展性に乏しく,手掌皮膚が深部の手掌腱膜と密に連結しているため可動性が少なく物を確実に把持できる,知覚が発達している,などの特徴がある.一方で手背の皮膚は,有毛で,皮膚の伸展性に優れ,皮下組織が疎であり静脈・リンパ管が発達している.我々は,掌側の欠損は掌側の皮膚で,背側の欠損は背側の皮膚で再建するのが「replacing like-with-like」の観点から望ましいと考える.また求められる皮弁サイズに関して特筆すべきは,必ずしも欠損すべてを皮弁で被覆する必要はなく,絶対に皮弁で被覆しないといけない部位(深部構造物が露出した部位など)とそうでない部位を見極めて皮弁候補を列挙することで,手内在皮弁の適応は広がり,手術成績も向上する.皮弁で被覆しなかった欠損は人工真皮を用いることで,小欠損であれば二期的な植皮を要することなく,真皮様組織を構築後に速やかに欠損周囲から上皮化することが多い.知覚に関しては母指が特に重要であり,知覚皮弁による再建が求められることが多い.しかし,知覚皮弁による再建ができずとも類似した組織(similar tissue:手掌または足底の皮膚)による再建であれば周囲からの知覚の回復が期待できる.すなわち,掌側の欠損に対して掌側の皮膚で再建する治療戦略は整容的な観点のみならず知覚回復の観点からも重要である.

最後に,条件を満たす皮弁を列挙したら,患者因子,術者因子,さらにドナーの犠牲などを総合的に考慮して最適な皮弁1つに絞り込む.例えば,高齢者の指腹部欠損に対して母指球皮弁や逆行性島状指動脈皮弁が候補に挙がったとする.母指球皮弁は掌側欠損を掌側皮弁で再建できる手術法であるが,二期的手術となり,茎切り離しまでの約2〜3週間,手指を屈曲位で保持しなければならない.そのため,患者が高齢者の場合は関節拘縮を危惧して一期的に治療可能な逆行性島状指動脈皮弁を選択する.また,術者がマイクロサージャリーの経験が乏しい場合は,指交叉皮弁も1つの選択肢となる.掌側の欠損を手背の皮膚で再建するた

欠損の位置	欠損の大きさ	治療選択
● 指尖部〜PIP関節 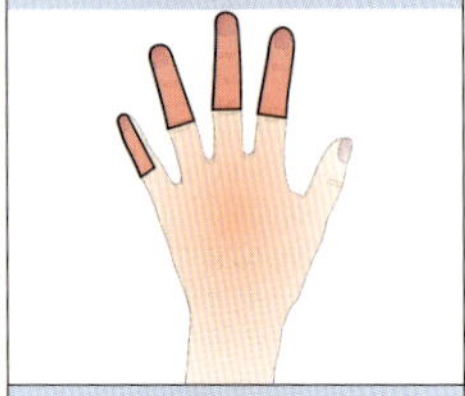	小	単純縫縮, 局所皮弁, 人工真皮＋植皮 指動脈穿通枝皮弁（DAP flap）
	中	指動脈穿通枝皮弁（DAP flap） 反転指交叉皮弁（Reverse cross-finger flap） 人工真皮＋植皮
	大	遊離皮弁/遠隔皮弁
● PIP関節〜MCP関節 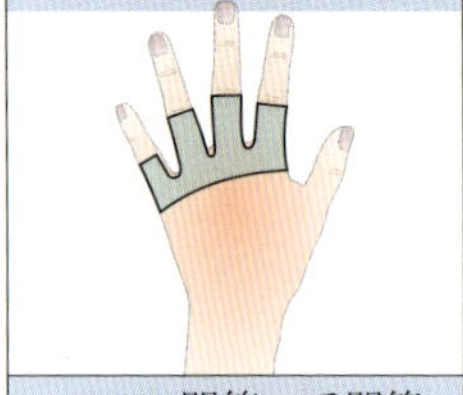	小	単純縫縮, 局所皮弁 背側中手動脈穿通枝皮弁（DMAP flap） 旗状皮弁（Flag flap），有軸性旗状皮弁（Axial flag flap） 反転指交叉皮弁（Reverse cross-finger flap）
	中〜大	逆行性前腕島状皮弁 （例: 逆行性橈側前腕皮弁, 後骨間動脈皮弁） 遊離皮弁/遠隔皮弁
● MCP関節〜手関節 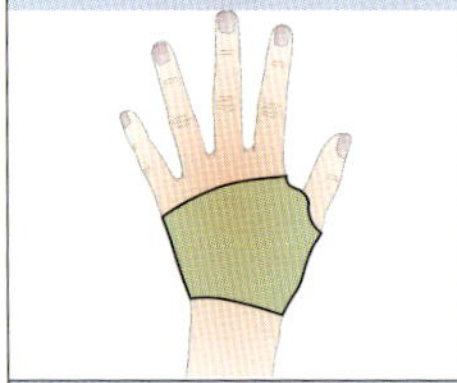	小	単純縫縮, 局所皮弁
	中	橈骨動脈穿通枝皮弁（橈側），尺骨動脈穿通枝皮弁（尺側） 逆行性前腕島状皮弁 （例, 逆行性橈側前腕皮弁, 後骨間動脈皮弁）
	大	遊離皮弁/遠隔皮弁
● 母指背側 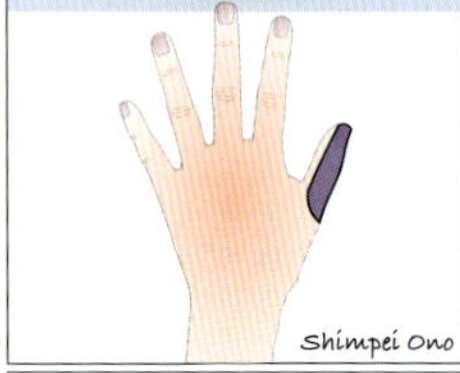	小	単純縫縮, 局所皮弁 Reverse homodigital dorsoradial/dorsoulnar flaps
	中	第1背側中手動脈皮弁（FDMA flap）
	大	橈骨動脈穿通枝皮弁，後骨間動脈皮弁 遊離皮弁/遠隔皮弁

欠損の位置	欠損の大きさ	治療選択
● 指尖部〜PIP関節 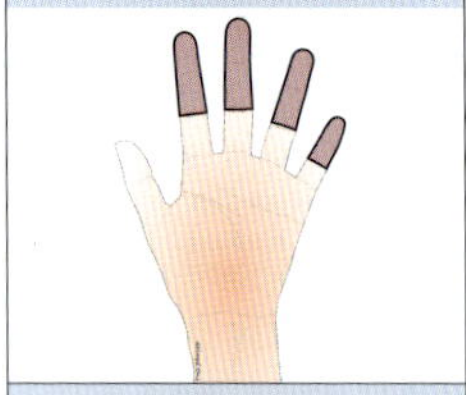	小	骨が露出していなければ人工真皮や創傷被覆材による保存治療 V-Y前進皮弁, 神経血管柄島状皮弁（Oblique triangular flap）
	中	母指球皮弁（Thenar flap），手掌皮弁（Palmar flap） 逆行性島状指動脈皮弁（Homodigital island flap） 部分足趾移植
	大	健常指（中or環指）からの島状指動脈皮弁（Heterodigital island flap） 遊離皮弁（SPBRA flap, Mediais pedis flap, 静脈皮弁）/遠隔皮弁
● PIP関節〜MCP関節 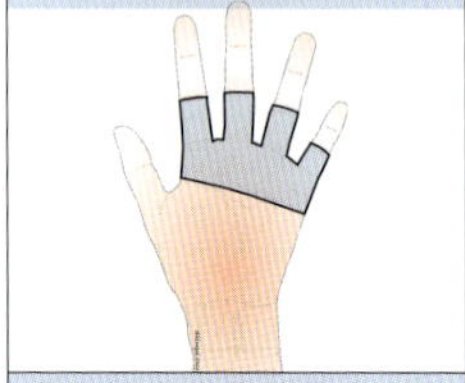	小	単純縫縮, 局所皮弁 旗状皮弁（Flag flap），有軸性旗状皮弁（Axial flag flap）， 指交叉皮弁（Cross-finger flap）
	中	Radial midpalmar island flap（橈側），Ulnar palmar perforator flap（尺側） 遊離皮弁（SPBRA flap, Medialis pedis flap）
	大	遊離皮弁(Medialis pedis flap, ALT flap)/遠隔皮弁
● MCP関節〜手関節 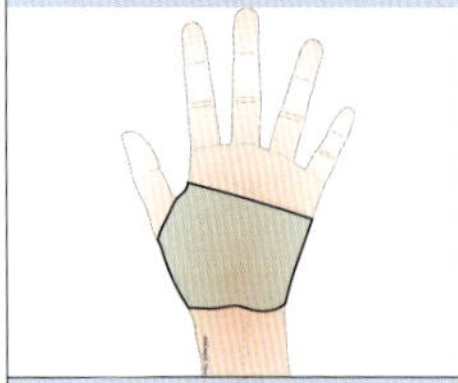	小	単純縫縮, 局所皮弁 深部構造物が露出していなければ人工真皮や創傷被覆材による保存治療
	中〜大	遊離皮弁（Medialis pedis flap, ALT flap)/遠隔皮弁
● 母指掌側 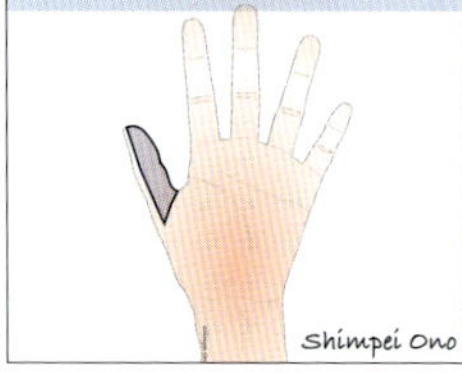	小	母指掌側前進皮弁（Moberg advancement flap）
	中	Heterodigital island flap, Radial midpalmar island flap 部分足趾移植
	大	遊離皮弁（部分足趾移植, Medialis pedis flap, ALT flap）/遠隔皮弁

図 5. ユニットごとの皮弁選択の実際(a：背側，b：掌側)

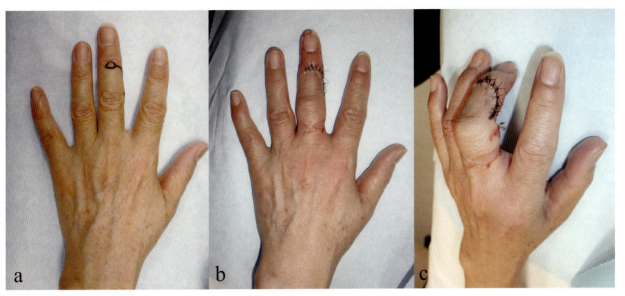

図 6. 回転皮弁
a：術前デザイン．皮膚切開が側正中線に沿うように
b：縫合直後
c：IP 関節を屈曲しても創縁に緊張がかかりづらい．

め我々のコンセプトからすると理想的ではないが，安全性が高く確実に結果を出すことができる．さらに，ドナーの瘢痕が目立たず，瘢痕拘縮の原因にならないような皮弁選択，皮弁デザインをすることも大切である．この際に，移動した皮弁辺縁やドナー縫合線が極力，皮線や側正中線に一致するような皮弁を選択することが皮弁を美しく仕上げるコツである．

ユニットごとの皮弁選択の実際

欠損の大きさと位置に基づいて筆者が好んで使用している皮弁を図 5-a（背側），図 5-b（掌側）にまとめた．便宜上，小欠損に対する保存治療や大欠損に対する遊離皮弁，遠隔皮弁も掲載している．本稿の主題は手・手指の皮弁（いわゆる intrinsic flap）であるため，そこに焦点を絞って解説する．

1．Distal Finger Unit（母指以外の指尖部〜 PIP 関節）

A．指遠位背側

PIP 以遠の指背欠損は，背側（指背または手背）の皮膚で被覆するのが replacing like-with-like の概念から望ましい．爪欠損を伴う指尖部背側の欠損では，患者が爪再建を希望する場合は血管柄付き遊離爪移植の適応となる．本ユニット内の小欠損（＜1 cm）は単純縫縮または局所皮弁による閉創が望ましい．局所皮弁のなかでも回転皮弁（図 6）や横転皮弁（二葉皮弁）が有用である．局所皮弁は乱軸血管型皮弁（random-pattern flap）であり，その茎の中に独立した動静脈系をもたずに真皮乳頭内の血管や真皮下血管網により栄養される．しかし，近年の穿通枝解剖研究の進歩により，体中には約 400 の皮膚穿通枝が存在するとされ，従来の局所皮弁に意図的に皮膚穿通枝を含めることで，より皮弁血行が安定し，皮膚茎を細く（または島状皮弁に）して皮弁の移動距離を拡大することができるようになった．指動脈穿通枝皮弁（digital artery perforator flap；DAP flap）はまさにその典型例であり，本ユニット内の小〜中欠損の被覆に有用である．指動脈穿通枝皮弁は通常，中節骨背側の皮膚にデザインし，掌側指動脈から分岐し指背に向かって伸びる皮膚穿通枝により栄養される．この穿通枝は指交叉皮弁（cross-finger flap）の栄養血管と同じものである．指動脈穿通枝皮弁を指尖指腹部の再建に使用する報告もあるが[3]，指尖指腹部の欠損は指腹部または手掌部の皮膚による再建が望ましいと考えている．指動脈穿通枝

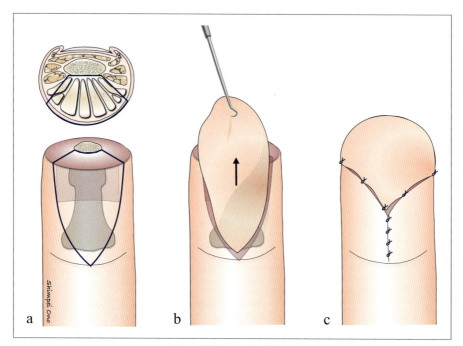

図 7. 掌側 V-Y 前進皮弁
a：術前デザイン．爪甲の幅を皮弁の幅として三角皮弁をデザインする．
b：三角皮弁を欠損方向に前進
c：縫合直後

皮弁は幅 1 cm, 長さ 1～2 cm の紡錘形の皮弁として挙上可能であり[4]，ドナーは通常植皮で閉創する．反転指交叉皮弁(reverse cross-finger flap)も中欠損の被覆に有用である[5]．しかし，皮弁切り離しを含めた 2 回の手術を要し，特に高齢者では関節拘縮のリスクを伴う．高齢者においては人工真皮とそれに引き続いた植皮も 1 つの有用な選択肢であると考える．複数指の皮膚軟部組織欠損を含む大欠損に対しては遊離皮弁や遠隔皮弁に頼らざるを得ない．

B．指遠位掌側

PIP 以遠の指掌側の欠損は，掌側の皮膚で被覆するのが望ましい．本ユニットの欠損は圧倒的な頻度で指尖部に生じることが多い．骨の露出を伴わない小欠損では保存治療の有用性が報告されている．末節骨が露出するような指尖部の小欠損では，掌側皮膚を皮下組織茎の三角弁として挙上し，欠損部に移動させる掌側 V-Y 前進皮弁(1935 年に Tranquilli-Leali, 1970 年に Atasoy がそれぞれ報告している)(図 7)．また指の両側面から 2 つの三角弁を欠損側に前進させる Kutler 法も有用である．いずれの方法も皮膚のみを切開し，深部の皮下脂肪内の神経知覚枝や微小血管を極力温存することが術後の知覚回復，皮弁血行の観点から重要である．末節の約半分程度，すなわち 10 mm 程度の欠損には片側の神経血管柄前進皮弁(oblique triangular flap)(図 8)が有用である．しかし，移動距離が 12 mm 以上になると異常知覚が生じやすくなるとする報告があり[6]，筆者は 10 mm 程度の皮弁移動で被覆可能な欠損に対して選択するようにしている．側面の皮膚切開を側正中線に一致させるのが，術後瘢痕を綺麗に仕上げ，瘢痕拘縮を予防するコツである．本皮弁は掌側欠損を掌側の皮膚で被覆し，かつ知覚神経も温存されるため理想的な皮弁の 1 つであると考える．掌側 VY 前進皮弁は指尖部以外の指体部欠損でも使用可能であり，図 9 に症例を呈示する．

また，thenar flap(母指球から挙上したものを

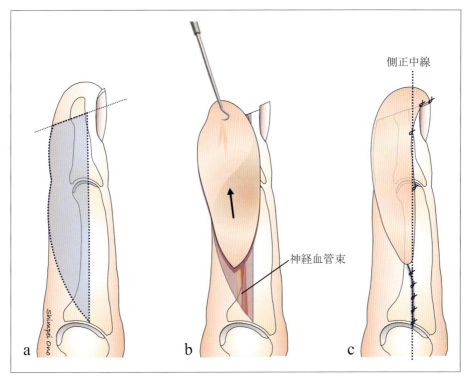

図 8. 神経血管柄前進皮弁(oblique triangular flap)
a：皮弁デザイン．側面の皮膚切開を側正中線に一致させる．
b：欠損方向に 10 mm まで前進可能である．
c：縫合直後

thenar flap，手掌から挙上したものを palmar flap と呼ぶ）も指尖指腹部の欠損を掌側の皮膚で再建することが可能である（図 10）．指尖指腹部全体の欠損（中欠損と判定する），特に掌側斜切断がよい適応である．安全性が高く確実な結果が出せる皮弁であり，母指球の皮膚は指尖指腹部の皮膚に近似しているため整容的満足度が高い．また，神経縫合を行わなくても知覚回復は比較的良好である．しかし皮弁切り離しまでに 2～3 週間を要するため，PIP・MCP 関節の屈曲拘縮に注意が必要であり，高齢者への適応は慎重に判断すべきである．さらに，逆行性島状指動脈皮弁（homodigital island flap）も本ユニットの中欠損の被覆に有用な選択肢である[7]．患指の欠損に対して患指から皮弁を挙上するため「homodigital（同一指の）」と呼ばれる．指基節部の尺側〜やや掌側に作図した島状皮弁を尺側指動脈を血管柄として逆行性に挙上し，中節骨中央に位置する指動脈横連合枝（橈側と尺側の指動脈を連結する横方向の血管）の分岐

部をピボットポイントとして皮島を遠位の欠損に移動する．Thenar flap と異なり，1 回の手術で指尖指腹部全体の欠損を被覆可能であるが，鬱血を生じやすい，瘢痕拘縮をきたしやすいといった欠点があり，安定した成績をだすのに技術と経験を要する．本法は神経縫合を行わなくても比較的良好な知覚回復が報告されているが，さらなる改善を求めて掌側指神経から指背に向かう知覚枝を皮弁に付着させて皮弁移動後にドナーの指神経と縫合する方法もある．

指腹部に留まらず DIP 関節を越えてさらに中枢まで広がっているような大欠損では，heterodigital artery island flap（1956 年に Littler が報告）は有用な選択肢の 1 つである．本皮弁は中指または環指の尺側から尺側指動脈を茎として挙上する皮弁である．患指の欠損に対して別の健常指から皮弁を挙上するため，「heterodigital（別指の）」と呼ばれる．神経血管柄付き島状皮弁と異なり神経はドナーに残し動脈のみを皮弁側につける．患指

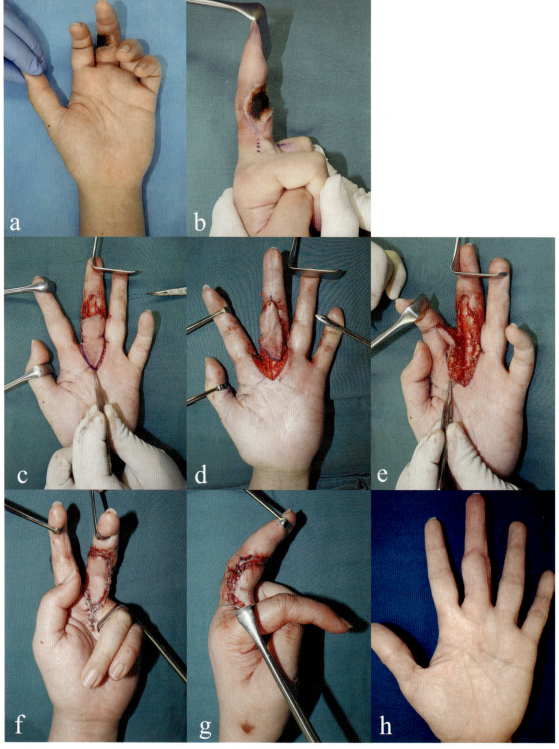

図 9. 掌側 VY 前進皮弁の指尖部以外での使用例

 a：術前正面像
 b：術前側面像
 c：橈側の神経血管束に栄養される皮弁
 d：皮弁をやや反時計回りに回転させながら欠損方向に前進
 e：橈側の神経血管束から複数の皮膚穿通枝が皮弁に流入している．
 f：術直後
 g：皮弁辺縁が側正中線に一致している．
 h：術後3か月．掌側の欠損を隣接する掌側の皮膚で再建しているため整容・機能両面で満足度は高い．

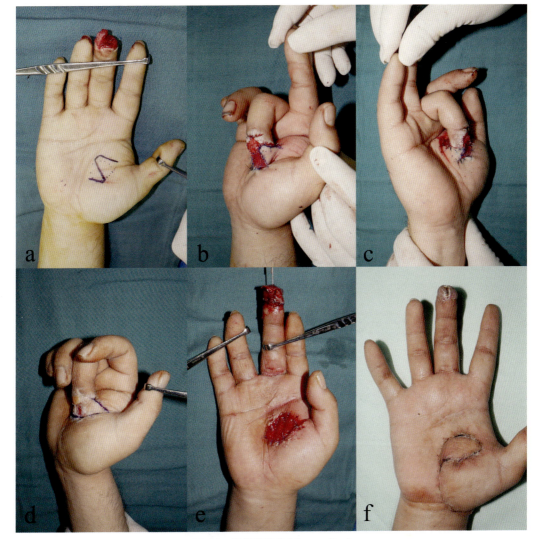

図 10. 母指球皮弁（thenar flap）
a：術前デザイン．Z 状の皮膚切開にして 2 つの三角弁を挙上した．
b：1 つの三角弁を指の橈側欠損に．
c：もう 1 つの三角弁を指の尺側欠損に．
d：3 週間後の皮弁切り離し時のデザイン
e：皮弁切り離し直後
f：ドナーは有茎の橈骨動脈浅掌枝皮弁（SPBRA flap）で被覆した．

は 1 回の手術で機能・整容の両面において良好な結果を得られるが，健常指の指動脈を犠牲にしてドナーに植皮を要すること，剝離が広範囲にわたること，知覚の reorientation が生じないという問題点が挙げられる．大欠損に対して，筆者は橈骨動脈浅掌枝皮弁（superficial palmar branch of radial artery flap；SPBRA flap）や内側足底部からの遊離皮弁を好んで用いているが，本稿の主題から逸れるので省略する．

2．Proximal Finger Unit（母指以外の PIP 関節～MCP 関節）

A．指近位背側

本ユニット内の小欠損は手背の皮膚を用いた背側中手動脈穿通枝皮弁（dorsal metacarpal artery perforator；DMAP flap）が有用である（図 11）．1990 年に Quaba により distally based dorsal hand flap として報告され，第 2～4 の背側中手動脈からの皮膚穿通枝を茎にした島状皮弁であ

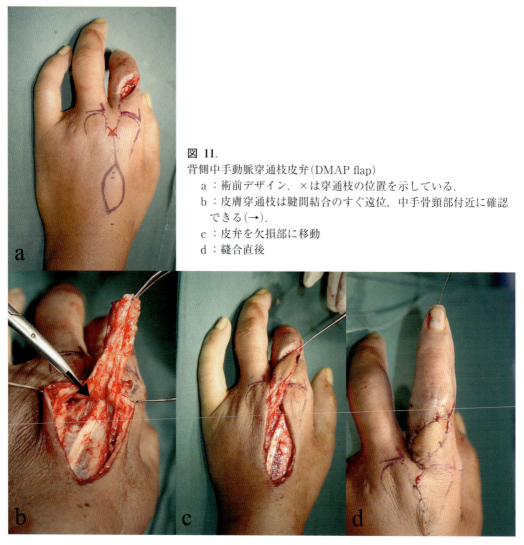

図 11.
背側中手動脈穿通枝皮弁(DMAP flap)
　　a：術前デザイン．×は穿通枝の位置を示している．
　　b：皮膚穿通枝は腱間結合のすぐ遠位，中手骨頸部付近に確認
　　　できる(→)．
　　c：皮弁を欠損部に移動
　　d：縫合直後

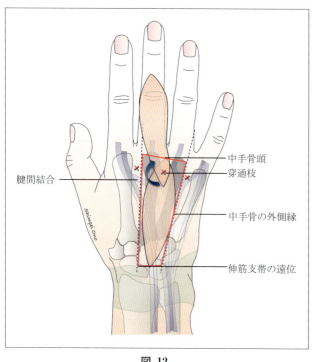

図 12.

る[8]．皮膚穿通枝は通常，腱間結合のすぐ遠位，中手骨頸部付近に確認できる．皮弁は穿通枝を含んだ紡錘形にデザインし，遠位は中手骨頭，近位は伸筋支帯遠位，側面は隣接した中手骨外側縁がおおよその生着範囲である(図12)．穿通枝を茎にして皮弁を約180°回転し，指近位背側または側面の欠損の被覆に用いる[9]．本皮弁はPIP関節を含みそれより近位の欠損に有用であるが，ドナーを縫縮した際の手背の縦瘢痕がやや目立つ傾向にある．隣接指からの旗状皮弁(flag flap)や反転指交叉皮弁(reverse cross-finger flap)なども選択肢になり得るが，二期的手術，ドナーに植皮を要するなどの問題点がある．本ユニットの中～大欠損(複数指にまたがる欠損を含む)は逆行性前腕島状皮弁，遊離皮弁，遠隔皮弁の適応となる．

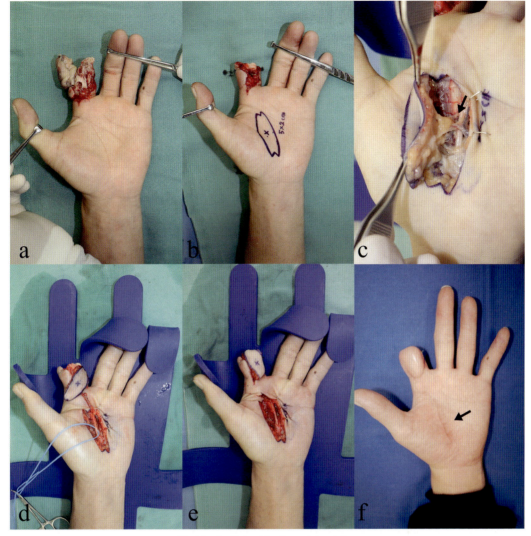

図 13. Radial midpalmar island flap
a：術前
c：示指動脈からの穿通枝を複数確認
e：皮下トンネルを通して皮弁をレシピエントに移動
b：術前デザイン
d：皮弁が血管茎の緊張なく欠損に届くことを確認
f：術後 3 か月．→は皮弁のドナー

B．指近位掌側

本ユニット内の小欠損は単純縫縮や局所皮弁が望ましいが，手掌部の皮膚は皮膚の伸展性に乏しいため，直径 1〜1.5 cm 程度の欠損が限界である．旗状皮弁（flag flap），有軸性旗状皮弁（axial flag flap），指交叉皮弁（cross-finger flap）も創閉鎖のためには安全で有用な選択肢であるが，隣接指の指背皮膚を使用するため，掌側の欠損再建には最適ではない．本ユニット内の中欠損に対しては，橈側の欠損には radial midpalmar island flap[10)11)]，尺側の欠損には，ulnar palmar perforator flap[12)]（ulnar parametacarpal flap とも呼ぶ）が有用である．いずれも手掌の皮膚を栄養する皮膚穿通枝を茎にした穿通枝皮弁である．Radial midpalmar island flap は手掌中央の橈側に作図する皮弁で，浅掌動脈や母指・示指動脈からの穿通枝を茎にしており，幅 2〜4 cm，長さ 2.5〜6 cm まで挙上可能とされている（図 13）．一方で，Ulnar palmar perforator flap は MCP 関節から近位 1.3±0.3 mm までの間に少なくとも 1 本の皮膚穿通枝が存在し，第 5 中手骨と小指外転筋の間の線が皮弁長軸になるように作図する．幅 1.5〜3.5 cm，

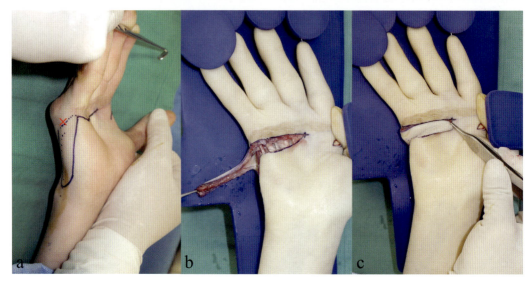

図 14. Ulnar palmar perforator flap
a：術前デザイン．×は穿通枝の位置を示している．
b：皮弁を挙上．皮膚茎皮弁であるが皮膚茎部付近に穿通枝が流入するのを確認している．
c：拘縮ラインを分断したことで生じた欠損に皮弁を挟み込んだ．

長さ 2.5～6 cm まで挙上可能とされており，穿通枝を茎とした島状皮弁として挙上し，手部尺側や小指近位の欠損の被覆に用いられる（図 14）[12]．この領域の大欠損には橈骨動脈浅掌枝皮弁（SPBRA flap）や内側足底部からの遊離皮弁が有用であり，レシピエントの指動脈欠損があるようであれば，flow-through 型血管吻合で指動脈の血行再建を同時に行うのが理想的である．

3．Thumb
A．背側

第 1 中手骨の背側皮膚に皮島を作図し，母指背側動脈を栄養血管として逆行性に挙上する reverse homodigital dorsoradial/dorsoulnar flap（図 15）[13)14)]が本ユニットの小欠損の被覆に有用である．これらの皮弁は逆行性皮弁として挙上するため，掌側指動脈との血流の合流部（通常は皮弁のピボットポイントになる）の把握が重要である．Reverse homodigital dorsoradial flap の栄養血管である背側指動脈（橈側）は母指基節骨中間部で掌側指動脈と交通血管を持つ．一方で，Reverse homodigital dorsoulnar flap の栄養血管である背側指動脈（尺側）は母指基節骨の頸部で掌側指動脈と連結する．これらの皮弁は，ドナーを閉じた縫合線が側正中線に一致するようにデザインすると仕上がりが綺麗である．本ユニットの中欠損に対しては，第 1 背側中手動脈皮弁（first dorsal metacarpal artery flap；FDMA flap）が有用である．本皮弁は kite flap とも呼ばれる．母指背側欠損の再建に非常に有用であるが，ドナーに植皮を要するため，整容的な満足度はやや劣る．本皮弁を母指掌側欠損の再建に使用する報告もあるが，前述の理由で筆者は母指背側の欠損に好んで用いている．

B．掌側

母指掌側，特に指尖部の小欠損は，掌側前進皮弁（Moberg flap）が第 1 選択である．両側の神経血管束を栄養血管として母指掌側の皮膚を欠損（遠位）方向に移動する．さらに皮弁を母指掌側～母指球にかけてデザインする拡大母指掌側前進皮弁では 2 cm 程度の欠損も被覆可能である（図 16）．母指 IP 関節を屈曲位で一時固定するため，屈曲拘縮に注意が必要である．中欠損に対しては前述の heterodigital island flap, radial midpalmar island flap に加えて，部分足趾移植が有用である．

4．Hand Unit（MCP 関節～手関節）

手部の欠損は小さければ単純縫縮や局所皮弁が有用であるが，中欠損以上では，手部以外からの

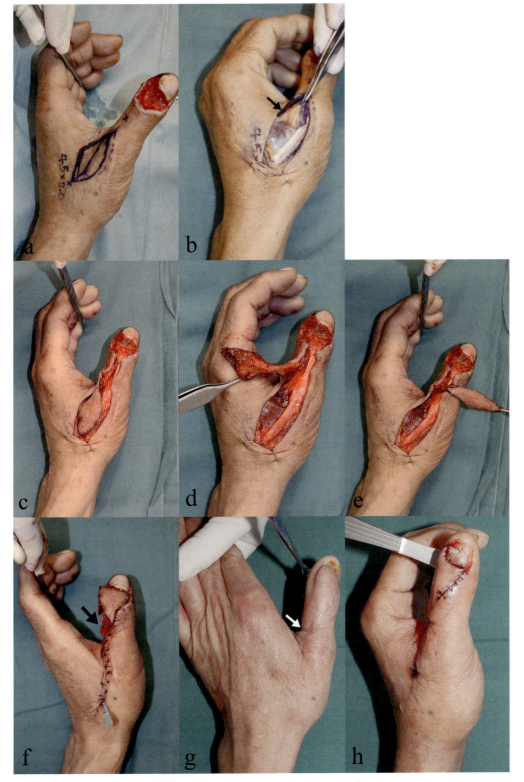

図 15. Reverse homodigital dorsoulnar flap
a：術前デザイン．×はピボットポイント
b：→は皮弁の栄養血管である背側指動脈
c：島状皮弁として挙上
d：母指基節骨頸部付近がピボットポイントとなる．
e：皮弁を反時計回りにまわして欠損部へ移動
f：皮弁縫着後．必ずしも欠損すべてを被覆する必要はなく，人工真皮を併用する．
g：術後半年．→は皮弁ドナー
h：付け爪が付けられるように皮弁を除脂して形態を整えた．

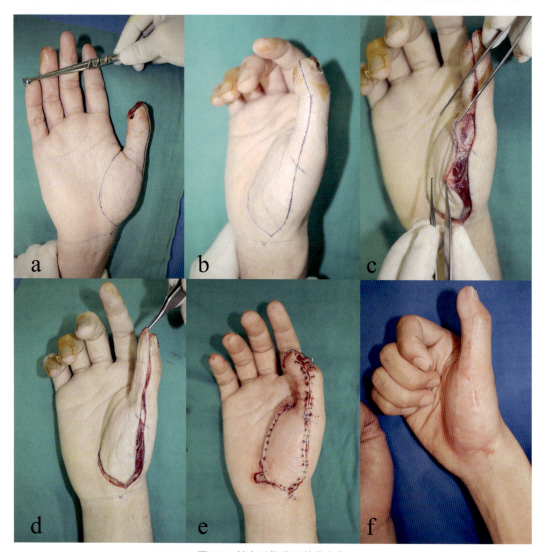

図 16. 拡大母指掌側前進皮弁
a：術前デザイン（正面）
b：術前デザイン（側面）
c：皮弁辺縁を切開し腱鞘上で剝離するが，指動脈からの背側枝は極力温存する．
d：皮弁を欠損方向へ前進
e：縫合直後．IP 関節を屈曲位で一時固定
f：術後 2 か月．IP 関節の可動域訓練を継続している．

皮弁に頼らざるを得ない．逆行性前腕島状皮弁，橈骨／尺骨動脈穿通枝皮弁，遊離皮弁／遠隔皮弁などが有用である．前腕の皮膚は手背とよく似ているが，手掌とは異なるため，手掌欠損に対しては前腕からの皮弁移植にこだわらず内側足底部からの遊離皮弁が理想的であると考える．

結論

手・手指の皮膚軟部欠損再建において最適な皮弁選択のための意思決定プロセスを紹介した．手のファンクショナル・エステティックユニットの概念に基づき，似た組織(similar tissue)による再建が理想的であると考える．

参考文献

1) Bogoch, E. R., Judd, M. G.：The hand：a second face? J Rheumatol. 29：2477-2483, 2002.
2) Ono, S., et al.：Microsurgical flaps in repair and

reconstruction of the hand. Hand Clin. **33** : 425-441, 2017.
3) Ozcanli, H., et al. : Innervated digital artery perforator flap. J Hand Surg Am. **38** : 350-356, 2013.
4) Mitsunaga, N., et al. : Digital artery perforator (DAP) flaps : modifications for fingertip and finger stump reconstruction. J Plast Reconstr Aesthet Surg. **63** : 1312-1317, 2010.
5) Atasoy, E. : Reversed cross-finger subcutaneous flap. J Hand Surg Am. **7** : 481-483, 1982.
6) Sano, K., et al. : Relationship between sensory recovery and advancement distance of oblique triangular flap for fingertip reconstruction. J Hand Surg Am. **33** : 1088-1092, 2008.
7) Regmi, S., et al. : A systematic review of outcomes and complications of primary fingertip reconstruction using reverse-flow homodigital island flaps. Aesthetic Plast Surg. **40** : 277-283, 2016.
8) Quaba, A. A., Davison, P. M. : The distally-based dorsal hand flap. Br J Plast Surg. **43** : 28-39, 1990.
9) Sebastin, S. J., et al. : Application of the dorsal metacarpal artery perforator flap for resurfacing soft-tissue defects proximal to the fingertip. Plast Reconstr Surg. **128** : 166e-178e, 2011.
10) Kim, K. S., Hwang, J. H. : Radial midpalmar island flap. Plast Reconstr Surg. **116** : 1332-1339, 2005.
11) Kim, K. S., et al. : Thumb reconstruction using the radial midpalmar (perforator-based) island flap (distal thenar perforator-based island flap). Plast Reconstr Surg. **125** : 601-608, 2010.
12) Hao, P. D., et al. : The ulnar palmar perforator flap : anatomical study and clinical application. J Plast Reconstr Aesthet Surg. **67** : 600-606, 2014.
13) Hrabowski, M., et al. : Reverse homodigital dorsoradial flap for thumb soft tissue reconstruction : surgical technique. J Hand Surg Am. **35** : 659-662, 2010.
14) Terán, P., et al. : Refinements in dorsoulnar flap of the thumb : 15 cases. J Hand Surg Am. **35** : 1356-1359, 2010.

◆特集/ベーシック&アドバンス 皮弁テクニック

大胸筋皮弁の基本と応用

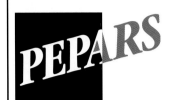

山内大輔[*1]　力丸英明[*2]　清川兼輔[*3]

Key Words：大胸筋皮弁（pectralis major myocutaneous flap），頭頸部再建（head and neck reconstruction），解剖学的血行領域（anatomical vascular territory），内胸動脈第3肋間穿通枝（the third intercostal perforating branch of the internal thoracic artery），胸肩峰動脈（thoracocromial artery）

Abstract　久留米大学形成外科における大胸筋皮弁の血行形態の解明により，大胸筋皮弁は現在では皮島の血行不良に関する懸念なく安全に使用可能な皮弁の一つとなっているばかりか，従来型の大胸筋皮弁以外に第3穿通枝大胸筋皮弁などの応用型の皮弁を作成することができるため，様々な欠損の状態に対応した再建を行うことが可能となっている．

今回は，胸肩峰動脈を血管茎とした大胸筋皮弁における血行形態について説明すると共に，これらを従来型の大胸筋皮弁および第3穿通枝大胸筋皮弁として挙上する場合での血行形態についての解説を行う．

また，大胸筋皮弁を頭頸部へ移動させる際に重要な手技である鎖骨下ルートの作成についても解説する．

はじめに

頭頸部悪性腫瘍切除後再建では，時に術前に既に放射線治療や化学療法が行われていることにより遊離皮弁を移植するための recipient 血管への信頼性が乏しく，遊離皮弁による再建に苦慮する状況に遭遇する．そのため，再建外科医は遊離皮弁のみでなく，有茎皮弁による再建法も習得する必要がある．

大胸筋皮弁は血管吻合を必要としない点や，鎖骨下ルートを通過させることにより口腔内や舌尖部まで皮島を到達させることができる点，豊富な筋体を有することから死腔を充填し口腔内からのリークを効果的に予防することが可能な点において，頭頸部悪性腫瘍切除後の再建では非常に有用な再建手段の1つであると考えられる．

従来の大胸筋皮弁およびその応用である第3穿通枝大胸筋皮弁はそれぞれ胸肩峰動脈を血管柄とするが，それぞれの皮島に至るまでの血行形態が異なるため，これらの皮弁を安全に使用するためにはその血行形態を十分に理解する必要がある．

本稿では前胸部の血行形態および大胸筋皮弁，第3穿通枝大胸筋皮弁の血行形態について解説するとともに，大胸筋皮弁を頭頸部再建で使用する上で重要である鎖骨下ルートの作成について記述する．

大胸筋および前胸部皮膚の血行形態

1．大胸筋の血行形態（図1）

大胸筋へ流入する主な栄養血管は胸肩峰動脈と第1～6内胸動脈肋間穿通枝である．

これらの血管により栄養される領域は第4肋間を境としてその頭側と尾側に分けられる．

頭側の血行領域は筋体裏面を縦走する胸肩峰動脈胸筋枝と筋体内を横走する第1～3内胸動脈肋間穿通枝の true anastomosis により構成される．

尾側の血行領域は第4～6肋間に存在する内胸

[*1] Daisuke YAMAUCHI, 〒830-0011　久留米市旭町67　久留米大学医学部形成外科・顎顔面外科学講座，助教
[*2] Hideaki RIKIMARU，同，教授
[*3] Kensuke KIYOKAWA，同，主任教授

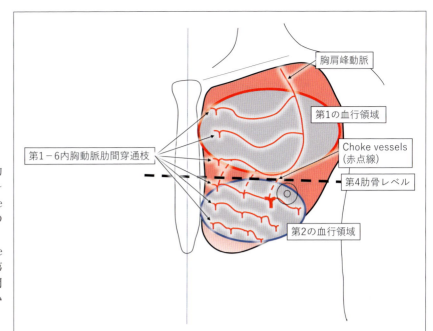

図 1.
大胸筋の血行形態のシェーマ
胸肩峰動脈は大胸筋の第 1～3 肋間レベルにおいて筋体内で第 1～3 内胸動脈肋間穿通枝との true anastomosis を形成する(第 1 の血行領域).
第 4 肋骨レベルに存在する choke vessels を境に,その尾側には第 4～6 内胸動脈およびその前肋間枝による密な血管網が存在している(第 2 の血行領域).

動脈およびその前肋間枝の穿通枝による密な血管網により構成される.

これらの 2 つの血行領域は第 4 肋軟骨のレベルで choke vessels を介して連結する[1]).

Axial pattern flap では,主軸栄養血管の解剖学的血行領域である第 1 の血行領域と choke vessels を境界として隣接する別の血管系の解剖学的血行領域である第 2 の血行領域までは生着可能であるとされる[2]).

すなわち,胸肩峰動脈を血管茎とした大胸筋皮弁をこの概念に沿って解釈すると,大胸筋皮弁においては第 4 肋骨レベルより頭側の領域が第 1 の血行領域,尾側の領域が第 2 の血行領域ということになる[1]).

2. 前胸部皮膚の血行形態(図 2)

前胸部の皮膚にもまた,第 4 肋骨を境として頭側と尾側の 2 つの血行領域が存在する.

頭側に存在する血行領域は,内側から肩部へ向けて axial に筋膜上を走行する内胸動脈第 2・3 肋間穿通枝の皮枝の分枝により形成される領域であり,所謂 DP 皮弁の血行領域であり,先述の大胸筋における第 1 の血行領域に属する.

尾側の血行領域は,第 4・5・6 肋間の内胸動脈およびその前肋間枝から筋体内を通過して立ち上

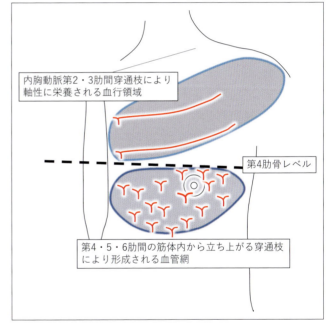

図 2. 前胸部皮膚の血行形態のシェーマ
前胸部皮膚は第 1～3 肋骨レベルでは内胸動脈の肋間穿通枝により軸性に外側上方へ栄養される(第 1 の血行領域).
第 4 肋骨レベルを境にその尾側では尾側に存在する筋体内から立ち上がる穿通枝により栄養される(第 2 の血行領域).

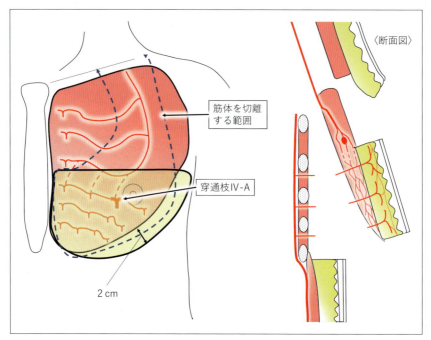

図 3. 従来型の大胸筋皮弁の血行形態のシェーマ

大胸筋皮弁の皮島は第4肋骨レベルより尾側に存在する，前述の前胸部における第2の血行領域であり，その採取可能範囲は頭側は第4肋骨レベル，内側は胸骨外縁，尾側は第7肋軟骨上，外側は大胸筋を越えて約2 cm までである．

皮島のデザインにおいては，乳輪乳頭の約1 cm 内側下方に存在する比較的太い穿通枝（IV-A）を含めることが重要である．

筋体の切離においては，第4～6肋骨レベルの大胸筋筋体内の血管網を損傷せぬように留意する．

がる穿通枝により形成される血管網が存在する．すなわち，先述の大胸筋における第2の血行領域に属することになる[1]．

3. 大胸筋皮弁の種類とその血行形態

本稿では胸肩峰動脈を血管柄として頭頸部へ移植する大胸筋皮弁とその応用について解説する．

混乱を避けるため本稿では便宜上，第4・5・6肋間レベルに皮島を作成する大胸筋皮弁を「従来型の大胸筋皮弁」，内胸動脈の第3肋間穿通枝上に皮島を作成する大胸筋皮弁を「第3穿通枝大胸筋皮弁」と呼称する．

A．従来型の大胸筋皮弁の血行形態（図3）

胸肩峰動脈からの血流は大胸筋へ流入後，第1～3肋骨レベルで筋体内の血管網へ流入し，さらに第4肋骨レベルに存在する choke vessels を介して第4～6肋骨レベルの筋体内の血管網へ至り，筋体内からの穿通枝を介してその直上の皮島を栄養する．

筋体から皮島への穿通枝は複数存在するが，その中でも第4肋間で乳輪乳頭の約1 cm 内側下方には比較的太い穿通枝が存在しており（IV-A と呼称），従来型の大胸筋皮弁をデザインする際には必ずこのIV-Aを皮島に含める必要がある．

前述の如く，従来型の大胸筋皮弁の皮島は第2の血行領域に存在するため，皮弁の捻じれや緊張をかけることによる血行障害に関しては多くの遊離皮弁のような第1の血行領域に皮島をもつ皮弁以上に注意が必要である．また，第4～6肋骨レベルの筋体の範囲を越えて外側や尾側へ広く皮島を作成した場合には，その血行は第3の血行領域となるため，不安定となり部分壊死の原因となる．そのため，従来型の大胸筋皮弁において皮島を採取可能な範囲は，頭側は第4肋骨レベル，内側は胸骨外縁，尾側は第7肋軟骨上，外側は大胸筋を超えて約2 cm までとされている[1]．

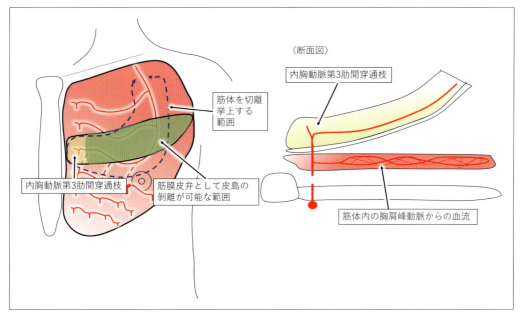

図 4. 第 3 肋間穿通枝大胸筋皮弁の血行形態のシェーマ
第 3 肋間穿通枝大胸筋皮弁では皮島を第 3 肋間穿通枝直上にとる．皮島は DP 皮弁と同様に外側上方へ拡大させることが可能であり，穿通枝を残して筋膜皮弁として筋体から剝離して用いることも可能である．
筋体の切離においては，胸肩峰動脈から内胸動脈第 3 肋間穿通枝までの true anastomosis を損傷せぬよう，第 4 肋骨レベルで切離を行う．

B．第 3 穿通枝大胸筋皮弁（図 4）

第 3 穿通枝大胸筋皮弁は，胸肩峰動脈から大胸筋内に流入した血流がまず第 1～3 肋間レベルで true anastomosis による血管網を形成することと，第 1～3 肋間レベルでの前胸部皮膚が内胸動脈肋間穿通枝の皮枝の分枝により軸性に栄養されることに着目し，内胸動脈の第 3 肋間穿通枝上に皮島を作成した応用型の大胸筋皮弁である[3]．

この皮弁の皮島は第 1 の血行領域に存在するため，従来型の大胸筋皮弁よりも血行が安定していると言うことができる．また，皮島の血行は DP 皮弁と同様に軸性に肩部に向けて血管網が形成されているため，DP 皮弁と同様に皮弁を外側上方へ広くとり，皮島を筋膜皮弁の様に筋体から剝離して用いることも可能である[4]．

その反面，皮弁の pivot point から皮島までの距離は短く，従来型の大胸筋皮弁に比べて到達距離は制限される．

鎖骨下ルートの作成について（図 5，6）

大胸筋皮弁を頭頸部へ移動させる際に，鎖骨下を通すことによりその到達距離は Ariyan の原法よりも約 8 cm 程度延長されるとされている[5]．

以下に鎖骨下ルートの作成，筋皮弁を通過させる具体的手順について述べるが，便宜上，鎖骨を中心に体幹の前面方向を上方，体幹の深部方向を下方，頭側，尾側と表現する．

鎖骨下ルートの作成は大胸筋皮弁の挙上の後に行う．

大胸筋皮弁を挙上し，血管柄を周囲より剝離し胸肩峰動脈の皮枝などを処理した後，大胸筋溝より頭側の筋体（筋皮弁挙上後，鎖骨に付着している部分の筋体）を筋鈎にて上方に牽引し，筋皮弁の神経血管束を用手的に下方へ押し当て，鎖骨を尾側より観察する．

鎖骨の下縁に沿って骨膜を電気メスを用いて可及的に広く内側から外側に向け切開する．

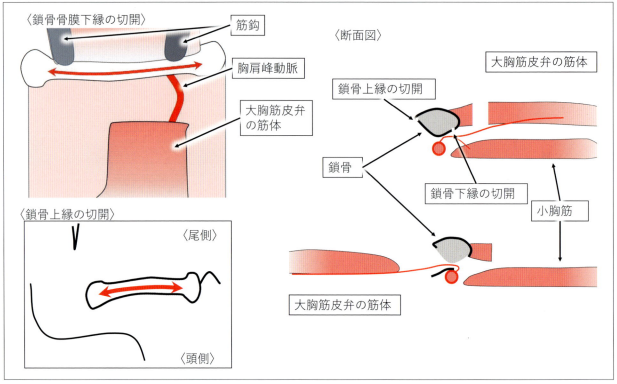

図 5. 鎖骨下ルートの作成に関するシェーマ
鎖骨下ルートの作成においては，大胸筋皮弁の血管柄を下方に避けて鎖骨の尾側で骨膜を切開し，鎖骨の頭側は鎖骨上の皮膚切開からアプローチし骨膜切開を行う．
頭側・尾側の骨膜切開部からそれぞれ骨膜剥離を行い，内側から外側まで広く剥離する．この際，鎖骨骨膜の頭尾方向での減張切開は行ってはならない（深部に存在する鎖骨下動静脈を損傷するリスクとなるため）．

次に鎖骨の頭側で皮切を行い，鎖骨骨膜を鎖骨上縁に沿って同様に切開する．

その後，切開部より鎖骨の下面に沿って骨膜を鎖骨より剥離する．この際，まず 1 か所で頭側-尾側のトンネルを作成し，そこへヨセフ剥離子などを挿入して横方向に剥離を拡げると比較的スムーズにこの剥離操作を行うことができる．また，鎖骨の形状は下方向に凸であることが多いため，剥離の際にはこの凸面を意識して骨膜を破らぬように注意が必要である．

鎖骨下ルートへ指が 3〜4 本入る程度に剥離を十分に行った後に筋皮弁を通過させる．

通過の際，筋体や脂肪が厚いと通過が困難な場合があるが，その際には滅菌のゼリーなどを用いて十分に滑るようにしたうえで皮島と筋膜を絹糸で固定し少しずつ左右にずらしながらトンネルを通過させる．

この鎖骨下ルートの作成において最も重要なことは鎖骨下静脈の損傷を避けることである．鎖骨下ルートの作成の際に骨膜上で鎖骨下面を剥離する，または，骨膜剥離を行った後に鎖骨下ルートを減張するために骨膜を頭尾方向に更に切開するなどの操作は鎖骨下静脈を損傷する危険性があり，行うべきではないと考えられる．

症 例

症例 1：77 歳，女性．舌癌右頸部リンパ節再発（図 7）

再発病変を切除後，下顎骨および内頸動脈が露出したため，従来型の大胸筋皮弁による皮膚軟部組織再建を行った．

穿通枝Ⅳ-A を皮島に含めてデザインし，大胸

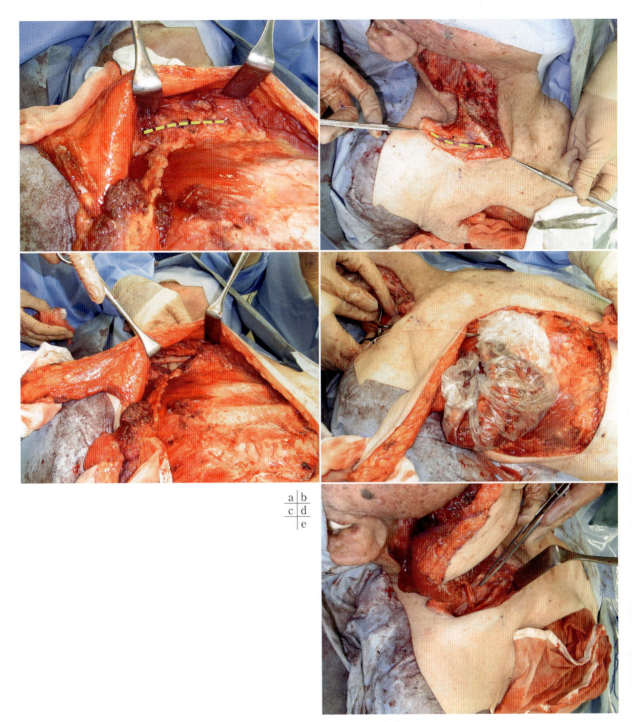

図 6. 実際の鎖骨下ルートの作成
a：黄点線：鎖骨下縁の骨膜切開のライン
b：黄点線：鎖骨上縁の骨膜切開のライン
c：鎖骨の下面の骨膜剥離を行い，ポケットを作成した状態
d：大胸筋皮弁を滅菌のビニール袋で包み，鎖骨下ルートを通過させる直前の状態
e：鎖骨下ルート通過後の状態

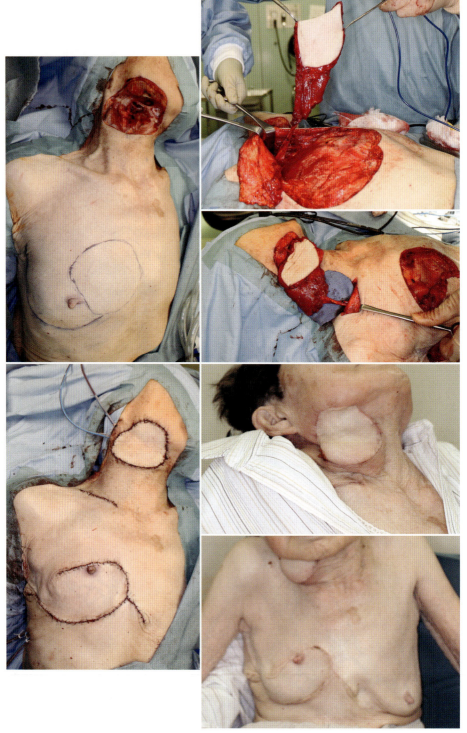

図 7. 症例 1：従来型の大胸筋皮弁による頸部皮膚軟部組織再建
　a：腫瘍切除直後の欠損部と皮島のデザイン
　b：従来型の大胸筋皮弁を挙上した状態
　c：皮弁を鎖骨下ルートを通して頸部へ移動したところ
　d：術直後
　e：術後 2 か月後の頸部の状態
　f：術後 2 か月後の胸部の状態

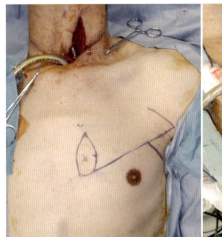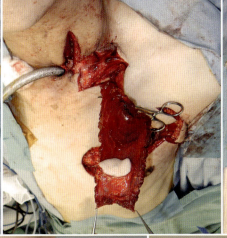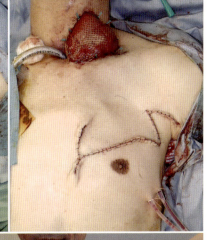
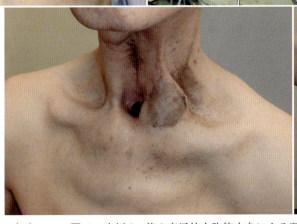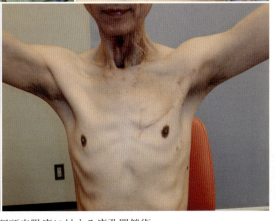

a	b	c
d	e	

図 8. 症例 2：第 3 穿通枝大胸筋皮弁による咽頭空腸瘻に対する瘻孔閉鎖術
　　a：デブリードマン後の瘻孔と皮島のデザイン
　　b：第 3 穿通枝大胸筋皮弁を挙上した状態
　　c：術直後
　　d：術後 8 か月後の筋皮弁移植部の状態
　　e：術後 8 か月後の皮弁採取部の状態

筋皮弁を挙上した．

　前述の方法で鎖骨下ルートを作成し，鎖骨下ルートを通して頸部へ移動し頸部重要血管および下顎骨を被覆した．

　術後経過は良好であり，特に問題を認めなかった．

　症例 2：64 歳．男性．下咽頭癌術後(図 8)

　下咽頭癌に対して咽喉食摘遊離空腸再建術後，縫合不全により咽頭空腸瘻を発症したため，第 3 肋間穿通枝大胸筋皮弁により瘻孔閉鎖を施行した．

　欠損部の大きさと同等の小皮島をデザインし，第 3 肋間穿通枝大胸筋皮弁を挙上し，鎖骨下ルートを通して欠損へ移動した．皮島を空腸壁の断端にパッチ状に移植し，縫合部を筋体で被覆した．露出した筋体上には薄めの分層植皮を施行した．皮島は全生着し，術後経過は良好で嚥下機能も良好であり，皮弁採取部の機能的な問題も生じていない．

まとめ

　大胸筋および前胸部皮膚とともに，従来型の大胸筋皮弁および第 3 穿通枝大胸筋皮弁の血行形態について解説するとともに，鎖骨下ルートの作成法について解説した．

　大胸筋皮弁は現在では皮島の血行不良の懸念なく使用可能な有茎皮弁として進化しており，皮弁のバリエーションも豊かなため，特に遊離皮弁の

使用が困難な症例において非常に有用な再建手段の1つであると考えられる.

参考文献

1) Rikimaru, H., et al.：Three-dimensional anatomical vascular distribution in the pectoralis major myocutaneous flap. Plast Reconstr Surg. **115**：1342-1352, 2005.
2) McGregor, I. A., Morgan, G.：Axial and random pattern flaps. Br J Plast Surg. **26**：202-213, 1973.
3) Rikimaru, H., et al.：New method of preparing a pectoralis major myocutaneous flap with a skin paddle that includes the third intercostal perforating branch of the internal thoracic artery. Plast Reconstr Surg. **123**：1220-1228, 2009.
4) Yukiko, N., et al.：Development of the pectoral perforator flap and the deltopectoral perforator flap with the pectoralis major myocutaneous flap. Ann Plast Surg. **71**(4)：1-7, 2012.
5) Kiyokawa, K., et al.：A method that preserved circulation during preparation of the pectralis major myocutaneous flap in head and neck reconstruction. Plast Reconstr Surg. **102**：2336-2345, 1998.

◆特集／ベーシック&アドバンス 皮弁テクニック
肩甲骨弁・肩甲骨皮弁

前田　拓[*1]　古川洋志[*2]

Key Words：肩甲骨・肩甲皮弁 (osteocutaneous scapular flap), 肩甲回旋動脈 (circumflex scapular artery), 角枝 (angular branch), 遊離骨移植 (free bone graft)

Abstract　遊離肩甲(骨)皮弁は1982年のGilbertらの報告以降，様々な再建手術において利用されてきた．1991年に角枝(angular branch)を利用した方法が報告されてからは，臨床応用の幅が広がり，積極的に本皮弁を利用する報告も増えている．しかしながら，基本的に採取に際して体位変換が必要であることなどの理由から第一選択とされない傾向がある．しかし，広範な軟部組織再建および骨性再建が同時に必要となるような症例においては第一選択となり得る．

本稿では，血管柄付き肩甲骨移植に関しての基本的な事項と臨床応用について述べた．また，他の骨移植との適用に関する相違点についても詳述した．

はじめに

骨性再建を必要とする再建方法の中で，血管柄付き遊離骨移植は第一に考慮される術式の1つである．遊離肩甲骨弁・肩甲骨皮弁は，遊離腓骨弁・腓骨皮弁と並んで最も利用される方法である．1982年にGilbertらが遊離肩甲皮弁の臨床報告を行い[1]，1984年にはdos Santosが35例のcadaverを用いて背部の肩甲骨上の皮膚が肩甲回旋静脈によって栄養されていることを明らかにした[2]（なおこの報告の中に世界で最初の遊離肩甲骨皮弁は1979年10月にパリで行われたとの記載がある）．1986年には，Swartzらは骨付きの肩甲骨皮弁を用いた上下顎の再建症例を詳細に報告し[3]，1991年にColemanらが角枝(angular branch)を利用した方法を報告[4]してからは，様々な頭頸部再建，四肢再建に利用されてきた．

特　徴

1．利　点

1) 皮弁，骨弁ともに血流が豊富であり，また胸背動静脈の角枝の分岐部分を除けば解剖学的変異が少なく，信頼性が高い．
2) 一対の動静脈で皮弁と骨弁を同時に挙上できる．皮弁のデザインを工夫することで自由度の高い配置が可能である．
3) 皮弁採取部位に毛が少なく，露出部への移植再建材料として有用である．
4) 採取部が衣類で隠れやすい．
5) 皮弁は比較的薄い．
6) 栄養血管の内径が太く吻合が容易である．

2．欠　点

1) 体位変換が必要であり，手術時間が長くなる．
2) 採取可能な骨の長さに制限がある．
3) 肩甲骨の形態的特徴のために，下顎枝を含むL字型の下顎骨再建には適さない．

適応について

1．積極的に使用されるケース

頭頸部，四肢の外傷や腫瘍摘出による軟部組織

[*1] Taku MAEDA, 〒060-8638　札幌市北区北15条西7丁目　北海道大学医学部形成外科
[*2] Hiroshi FURUKAWA, 同，准教授

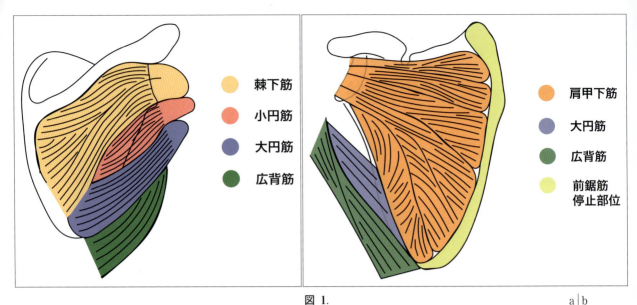

図 1.
a：肩甲骨背側面に付着する筋
b：肩甲骨肋骨面に付着する筋

欠損を伴う骨欠損症例がよい適応となる．四肢再建では，骨弁の大きさ（長さ 15 cm 程度）で適応に制限がある．また，頭頸部再建に用いる場合，角枝を利用することで血管柄をより長く採取できるために，再建部位と反対側に血管吻合を求める場合にも有用である．

2．他の術式（骨移植）との相違点
A．血管柄付き腓骨移植[5)6)]
- 骨が長い（3/4 長の下顎骨の再建が可能）
- 皮質骨が厚い（骨結合型インプラントの植立に適する）
- 小さな骨片にできる
- 高さが出せない（double barrel 法の報告がある）
- 骨と皮弁の自由度が小さい
- 末梢性動脈疾患（PAD）症例では使用できない

B．血管柄付き腸骨移植[7)]
- 移植可能な骨片が大きく骨癒合が速やか（深腸骨回旋動脈を栄養血管とした場合）
- 骨への栄養血管である深腸骨回旋動静脈の血管柄が長く，血管の内腔も太い
- 採取部の瘢痕が隠れやすい
- 頭頸部と同一体位で同時に挙上可能
- 皮弁付きの移植とすると皮弁への血行が安定していない
- 外側大腿皮神経の損傷を生じやすい

C．血管柄付き肋骨移植[8)]
- 彎曲した形態を有する（眼窩下縁の再建などに適する）
- 有茎大胸筋皮弁や遊離広背筋皮弁と連合させることで広範囲の軟部組織欠損症例にも適応可能
- 骨膜を介した血行が不安定
- 筋弁の遠位端に位置する骨弁の自由度が低い
- 骨強度が劣る

D．橈骨付き橈側前腕皮弁[9)]
- 比較的小範囲の血行の安定した骨移植が可能
- 骨膜からの血流で栄養され，骨の細工が困難
- 採取部の骨折のリスクがある

解剖について

1．肩甲骨および付着する筋肉（図 1-a，b）

肩甲骨の前面（肋骨面）は凹面になっており，肩甲下窩と呼ばれる．後面（背側面）は肩甲棘によって上下に二分される．肩甲骨皮弁の際に使用するのはその下の棘下窩である．棘下窩は中央部で凸面になっており，内側 2/3 は棘下筋の起始部であり，外側 1/3 は棘下筋に被覆されている．薄く扁平な中央部に比べ，外側縁は 1 cm 程度の厚みを

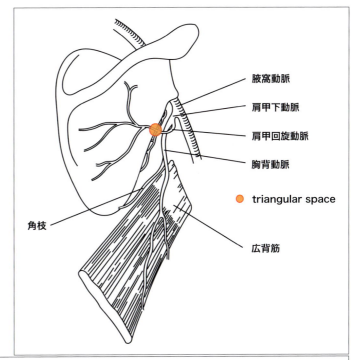

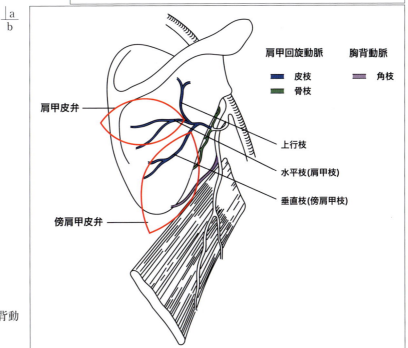

図 2.
a：皮弁の栄養血管
b：肩甲回旋動脈の各枝，胸背動脈角枝およびデザイン

有する．外側縁には小円筋，大円筋が下角には広背筋の一部，大円筋，前鋸筋が，後面には棘下筋が，肋骨面には肩甲下筋が付着する．

2．皮弁の栄養血管(皮枝)

腋窩動脈から皮弁の血管柄中枢である肩甲下動脈が分岐し，さらに肩甲回旋動脈と胸背動脈に分かれる(図 2-a)．肩甲回旋動脈は肩関節窩直下で肩甲骨外側縁に入る骨枝を出した後，大円筋・小円筋・上腕三頭筋長頭で形成される内側腋窩隙(triangular space)を通って皮枝を出す．皮枝は肩甲枝(肩甲皮弁)，傍肩甲枝(傍肩甲皮弁)，上行枝に分かれ，いずれの領域にも皮弁をデザインすることができる(図 2-b)．

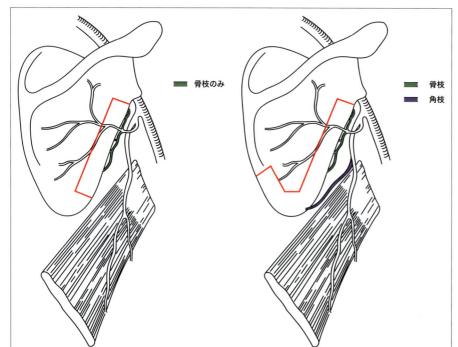

図 3.
骨弁のデザインと栄養血管

3. 骨弁の栄養血管(骨枝, 角枝)

内側腋窩隙を通る前に分岐する肩甲回旋動脈骨枝は肩甲骨外側縁(腋窩縁)から入り栄養する. この骨枝を含むことにより肩甲骨外側縁の骨弁を採取可能である. 胸背動脈はその末梢で広背筋と前鋸筋を栄養するが, その中枢側から肩甲骨下角に入る角枝(angular branch)が分岐する(図 2-b). しかしながら, この角枝の分岐にはバリエーションがあることが報告されている[10]. 角枝は, 骨枝とは独立した骨栄養枝であり, 肩甲骨下角から 1~2 cm 頭側, 肩甲骨外側縁から 1~2 cm の位置で肩甲骨の裏面に入り, 骨を栄養する.

手術手技について

1. 体位

可能な限り利き腕の反対側から採取する. 体位は採取側を上側とする側臥位をとる. 上腕を挙上・外転させるが, 手台の上に清潔な布で覆った状態にしておくことで術中に腕を自由に動かすことができ, 血管柄の剝離操作を容易にすることが可能となる.

2. デザイン(図 3)

上腕をやや外転した状態で肩甲骨の輪郭をデザインし, 肩甲骨外側縁で大円筋と小円筋の間の triangular space を触診で確認する. 血管走行の解剖学的変異が稀であるために, 術前のドプラー検査やカラードプラーでのマーキングは必ずしも必要ではないが, 参考にはなるために筆者は確認している.

傍肩甲枝(垂直枝)を利用したデザインとすることで, 1 皮島で骨の採取も容易に行うことができる. 2 皮島とする場合には, これに加えて肩甲枝(水平枝)を含む皮弁をデザインする. 皮膚栄養枝のやや末梢寄りに皮弁をデザインすると, 骨に対する皮弁の自由度が増す.

具体的には, 水平方向にデザインすると長さは後腋窩線から背部正中まで, 幅は肩甲棘から肩甲下角までである. 肩甲骨外側縁に沿傍肩甲皮弁をデザインすると長さは後腋窩線から肩甲下角と上後腸骨棘の中点までである. 骨弁は, 骨枝と角枝の両方を含めると二重の血流供給が可能となり, 長さは外側縁~下角~内側縁までで最大で 16 cm まで可能[11]であるが, 一般的には 13 cm 程度である. 血管茎の長さは肩甲回旋動静脈を茎とした場合は, 肩甲下動静脈を基部まで剝離して 5~7 cm, 角枝を茎として肩甲下動静脈基部まで剝離して

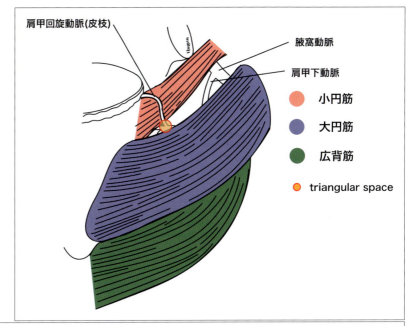

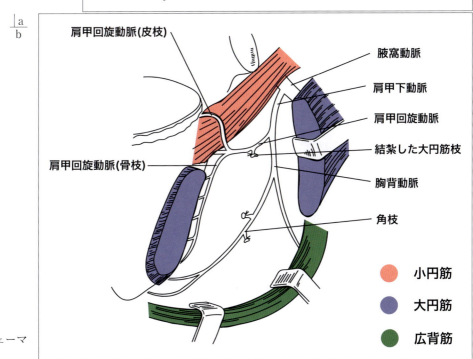

図 4.
手術のシェーマ

13〜15 cm とされている.

3. 道具

肩甲骨の切り出しのために骨膜剥離子,電動式もしくは気動式サジタルソー,骨把持器,単鋭鉤があると便利である.

4. 皮弁の挙上

肩甲皮弁の場合は正中から外側へ向かって棘下筋の筋膜下で剥離を進める.皮弁の裏側の脂肪組織内に 1〜2 mm の太さの肩甲回旋動脈皮枝を確認し,肩甲骨外側縁へ達する.傍肩甲皮弁の場合は肩甲骨上の皮膚切開から開始し,筋膜下まで切開する.Triangular space へ向かって筋膜下に剥離を進める.皮枝を皮弁裏面に確認できたら,残りの皮膚切開を行い,皮弁全体を筋膜下で剥離し,血管茎を追い triangular space へ入る(図 4-a).大円筋と小円筋に分布する筋枝は結紮する.必要

に応じて腋窩方向に切開を追加する．頭側に小円筋を，外側に上腕三頭筋を牽引すると展開が容易である．肩甲回旋動脈を直視下に確認し，起始部である腋窩動静脈に向かって剝離を進め，肩甲下動脈を確認する（図 4-b）．Triangular space の深部で肩甲骨外側縁に入る骨枝を剝離し確保する．静脈は動脈に伴走して 2 本あるが，多くの場合は腋窩静脈流入部付近で 1 本の太い静脈となっている．

骨弁に角枝を含める場合は，肩甲下動脈から胸背動脈へと中枢側から末梢側へと血管を追い角枝を含めるようにする．広背筋への枝は結紮処理する．肩甲骨下角近傍では，大円筋が起始し，前鋸筋が停止するなど，筋組織が多く，あえて角枝のみを剝離する必要はなく，周囲の結合織を帯状に含めて挙上する．

5．骨弁の採取

温存した骨枝を再び確認したのちに，必要となる骨の長さと幅を確認する．肩甲骨外側縁から 3～4 cm の位置で骨縁に平行に電気メスで刺下筋を切断する[12]．骨切り線に沿って骨膜を切開し，必要最低限の骨膜剝離を行う．ついで，肩甲骨外側縁で，電気メスで大円筋と小円筋の切断を行う．この操作により，肩甲骨外側部の術野が展開され，肩甲骨下角に向かって前鋸筋の表層を走行する角枝が確認できる[12]．角枝は周囲の結合組織を含めて下床から剝離する．単鋭鉤を肩甲骨肋骨面にかけ後方へ牽引し，肩甲骨肋骨面の肩甲下筋と前鋸筋を採取骨の大きさに応じて切断する．温存する組織を確認し，脳ベラや筋鉤を肩甲骨肋骨面へ挿入し保護する．肩甲骨背側面を直視下に置きサジタルソーでコの字型に骨切りを行う．なお，肩甲骨の可動性を利用し，骨把持鉗子で肩甲骨を把持して手前に引き出し，肩甲骨の肋骨面を直視下におき，骨切りを行う方法もある[13]．

6．移植の際の注意点

移植床での骨弁，皮弁の配置を確認する．特に血管の捻れがないかは十分に注意する．慎重に骨弁をプレーティングするが，この際に（特に 2 皮島で複雑な場合は）皮弁への血管を損傷しないように注意する．なお，肩甲下動静脈は口径が大きく，頸部においては端々吻合に適した移植床血管が見つからない場合がある．顔面動脈の分岐部でも口径差が大きい場合は，外頸動脈への端々吻合を躊躇しない．また，肩甲下静脈は弁を有する場合が多い．弁近傍では吻合を避けるか，または中枢の弁は適宜切除する．

7．皮弁採取部の閉創

筋肉や骨の断端からの出血を丁寧に止血する．大円筋と小円筋は棘下筋，肩甲下筋とを強固に縫合する．吸引ドレーンを留置し，皮下・真皮・皮膚を丁寧に合わせる．

8．合併症

皮弁採取により切断される筋肉は，棘下筋・小円筋・大円筋・肩甲下筋・前鋸筋である．春山らは，血管柄付き肩甲骨移植後の肩関節機能評価を行い，術後外旋・伸展筋力の低下が認められる傾向があったが，これは棘下筋・小円筋・大円筋の切離を行うことにより生じると推測し，下角を残す限りは肩の機能に影響を及ぼすほどの障害は認められなかったと報告した[14]．一方で，術後血腫や感染症のためにリハビリテーションが全く行えない場合は，前鋸筋の作用が働かず，翼状肩甲変形をきたし，腕を伸ばしたり押したり，水平以上に外転するのが困難となる．

9．術後の安静度

術後は胸帯や腹帯を用いて上腕を固定し，肩関節運動を制限する．術後約 2 週間で肩の運動を開始し，徐々に運動量・可動範囲を増やす．

症　例：48 歳，男性．右下顎放射性骨髄炎（図 5）

放射線性骨髄炎部分の右下顎骨および歯槽部軟部組織を切除した（右下顎骨区域切除）後に，3 cm×8 cm の遊離広背筋皮弁および 2 cm×8 cm の肩甲骨弁を挙上した．肩甲回旋動脈と頸横動脈を端々吻合し，肩甲回旋静脈と内頸静脈を端側吻合した．広背筋皮弁は口腔内の組織欠損部にあてた．

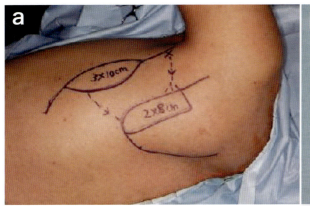
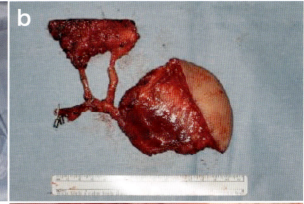
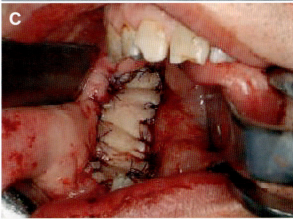

図 5.
症例：48 歳，男性
　a：皮弁のデザイン
　b：採取した広背筋皮弁と骨枝と角枝を栄養血管とする肩甲骨弁
　c：口腔内の皮弁
　d：術後 6 か月の状態
　e：術前の X 線写真
　f：術後の X 線写真

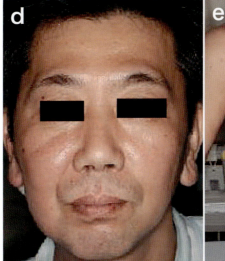
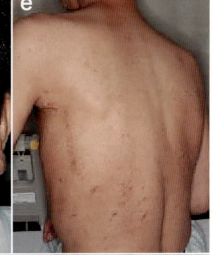
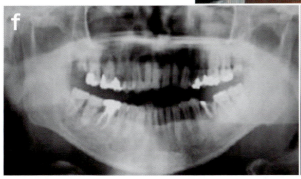
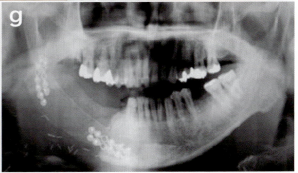

考　察

1．特　徴

　血管柄付き遊離骨移植の適応となる代表的な疾患は頭頸部領域の骨欠損が挙げられる．現在，選択可能な遊離骨皮弁は，本稿で述べた遊離肩甲骨皮弁，遊離腓骨皮弁，血管柄付き腸骨移植や橈骨付き橈側前腕皮弁などである[5]．特に，若年者，骨欠損が長い症例，複数の骨切りが必要な症例などでは腓骨がよい適応であるが，その一方で，高齢者，PAD を有する症例，複雑な軟部組織欠損を有する症例では遊離肩甲骨皮弁がよい適応と考えられる[5]．

　肩甲骨弁は栄養血管として骨枝を使用する場合，角枝を使用する場合，その両方を使用する場合によって切除可能な肩甲骨の位置・切除量が異なる．骨枝を使用する場合は，肩甲骨外側を骨弁として使用するが，角枝を使用する場合は，肩甲骨下角を骨弁として使用する．骨欠損が大きい場合は両方の枝を含めた骨切りが必要であるが，骨欠損が小さい場合は，角枝を使用する肩甲骨下角を骨弁とする遊離肩甲骨皮弁が，筋肉の切除量が少ないこと，挙上が容易であること，術後の肩関節機能の障害が少ないことなどの理由から好まれる傾向がある[15]．また角枝のみを栄養血管とすることで腓骨皮弁と比べても血管柄を長く確保しやすく，対側頸部血管への吻合が必要となる場合にも有用である．また骨や皮弁配置の自由度が高く，V 字型肩甲骨皮弁を筋皮弁または肩甲皮弁との連合皮弁として使用することで，複雑な顎骨再建への応用も可能である[11]．

　社会全体の高齢化により，頭頸部癌手術の適応年齢も上昇し，遊離骨移植を必要とする高齢者も確実に増加している．その一方で，動脈硬化などに起因する PAD も増加しており[16]，皮弁選択の際の重要な選択基準となる．術前に画像検索を十分に行い，遊離腓骨皮弁が選択できない場合は積極的に遊離肩甲骨弁を選択するなど，症例に応じて適切な遊離骨移植を選択する必要があり，その中で遊離肩甲骨皮弁は習得しておくべき皮弁の 1 つと考えられる．

参考文献

1) Gilbert, A., Teot, L.：The free scapular flap. Plast Reconstr Surg. 69：601-604, 1982.
　Summary　肩甲皮弁を用いた 4 例の初期の報告．
2) dos Santos, L. F.：The vascular anatomy and dissection of the free scapular flap. Plast Reconstr Surg. 73：599-604, 1984.
　Summary　肩甲皮弁挙上の際の血管解剖を cadaver を用いて詳細に検討した．
3) Swartz, W. M., et al.：The osteocutaneous scapular flap for mandibular and maxillary reconstruction. Plast Reconstr Surg. 77：530-545, 1986.
　Summary　肩甲回旋動脈の骨枝によって栄養される肩甲骨弁の有用性を cadaver と臨床例を通じてまとめて報告した必読の論文．
4) Coleman, J. J. 3rd, Sultan, M. R.：The bipedicled osteocutaneous scapula flap：a new subscapular system free flap. Plast Reconstr Surg. 87：682-692, 1991.
　Summary　肩甲骨弁を挙上するための解剖を肩甲骨に付着する筋群と血管の走行を中心に詳述した．
5) Dowthwaite, S. A., et al.：Comparison of fibular and scapular osseous free flaps for oromandibular reconstruction：a patient-centered approach to flap selection. JAMA Otolaryngol Head Neck Surg. 139：285-292, 2013.
　Summary　下顎再建における腓骨皮弁と肩甲皮弁の有用性について比較し論じている．
6) 中山　敏ほか：【各種血管柄付き骨移植：特徴・適応・手技】腓骨動静脈を茎とする血管柄付き腓骨移植．形成外科．51(4)：391-399, 2008.
7) 岡崎　睦ほか：【各種血管柄付き骨移植：特徴・適応・手技】浅・深腸骨回旋動静脈を茎とする血管柄付き遊離腸骨移植．形成外科．51(4)：401-409, 2008.
8) 垣淵正男ほか：【各種血管柄付き骨移植：特徴・適応・手技】筋肉穿通枝を茎とする血管柄付き肋骨移植．形成外科．51(4)：411-418, 2008.
9) 田中克己ほか：【各種血管柄付き骨移植：特徴・適応・手技】上肢からの血管柄付き骨移植―橈骨，上腕骨，その他―．形成外科．51(4)：419-430, 2008.

10) Seneviratne, S., et al. : The angular branch of the thoracodorsal artery and its blood supply to the inferior angle of the scapula : an anatomical study. Plast Reconstr Surg. **104**：85-88, 1999.
   Summary　角枝のバリエーションについての報告.
11) Yamamoto, Y., et al. : Combined V figure-shaped scapular osteocutaneous and latissimus dorsi myocutaneous flap for composite mandibular reconstruction. Head Neck. **17**：219-225, 1995.
   Summary　V字型肩甲骨弁・広背筋皮弁による下顎再建の手法と成績を報告.
12) 田原真也：Ⅲ-13. 血管柄付き遊離肩甲骨移植による下顎の再建 形成外科 ADVANCE SERIES Ⅰ-6 骨移植：最近の進歩. 波利井清紀監修. 秦維郎編著. p100-106, 克誠堂出版, 1995.
13) 田中顕太郎ほか：【形成外科　珠玉のオペ　1 基本編—次世代に継承したい秘伝のテクニック】Ⅱ. 皮弁 肩甲骨皮弁 仰臥位での肩甲骨弁採取のコツ. 形成外科. **60**(増刊)：S208-S212, 2017.
14) 春山広記ほか：血管柄付肩甲骨移植後の肩の筋力評価—Cyber Ⅱを用いて—. 肩関節. **4**：182-186, 1990.
   Summary　肩甲骨弁採取後の術後の肩関節機能をアンケート調査および cyber Ⅱ を用いて検討した貴重な報告.
15) Clark, J. R., et al. : Scapular angle osteomyogenous flap in postmaxillectomy reconstruction : defect, reconstruction, shoulder function, and harvest technique. Head Neck. **30**：10-20, 2008.
16) Fowkes, F. G., et al. : Comparison of global estimates of prevalence and risk factors for peripheral artery disease in 2000 and 2010 : a systematic review and analysis. Lancet. **382**：1329-1340, 2013.
   Summary　世界的に増加する PAD についての疫学.

◆特集／ベーシック＆アドバンス 皮弁テクニック

広背筋皮弁

森　弘樹*

Key Words：広背筋皮弁(Latissimus dorsi musculocutaneous flap)，拡大広背筋皮弁(Extended latissimus dorsi musculocutaneous flap)，胸背動脈穿通枝皮弁(Thoracodorsal artery perforator flap)，漿液腫(seroma)

Abstract　側臥位での採取が一般的だが，広背筋前縁付近の少量の筋体を含んだ皮弁や胸背動脈穿通枝皮弁では仰臥位や半側臥位での採取も可能である．有茎皮弁の場合，頭部から，肘まで到達する．有茎広背筋皮弁では皮下の剝離を行ったのち，頭側で広背筋前縁を同定し，尾側に剝離し末梢を切り上げて内側，頭側に剝離を進めるのが基本である．外腹斜筋との境界，上腰三角，僧帽筋との境界，肩甲骨下端，大円筋との境界部に注意して挙上する．筋体の上腕骨停止部の処理と胸背神経の処理は議論がある．合併症としては漿液腫の頻度が高い．胸背動脈穿通枝皮弁として挙上する場合は近位の穿通枝が後腋窩ヒダから8 cm 尾側で広背筋前縁より2～3 cm 後方にあることが多い．血管柄は10～19 cm 採取できる．

歴　史

広背筋皮弁はイタリアの外科医，Tansini が19世紀終わりころに行っていたとされる[1]が，本当の意味での筋皮弁としては McCraw らが1978年に報告した[2]．遊離皮弁，複合皮弁などの報告も相次ぎ，今日では繁用される皮弁の1つとなっている．一方，胸背動脈穿通枝皮弁は1995年に Angrigiani らが報告した[3]．

解　剖

広背筋は第6～8胸椎以下の棘突起，腰背腱膜浅葉，腸骨稜，下位3～4の肋骨および肩甲骨下角から起始し，上腕骨小結節が停止となる筋で，Mathes & Nahai の筋肉血行の分類からは type V にあたる．すなわち主要な血管である胸背動静脈が支配神経である胸背神経とともに入り，腰動脈および下位肋間動静脈からも栄養血管が入る．肩甲下動脈から肩甲回旋動脈が分岐した後の胸背動脈本幹は径2～3 mm である．その後，皮枝や前鋸筋枝を出した後に起始部から平均8.5 cm 遠位，前縁から2.5 cm のところで筋内へ入る．筋内では下行枝(外側枝)と横枝(内側枝)に分かれる[4]．

到達範囲・臨床応用

肩甲下・胸背血管を基部とした島状皮弁の場合，頭部から，肘まで到達する[5]．有茎もしくは遊離筋皮弁として乳房再建，上腕の再建，胸壁・腹壁の再建，頭頸部再建，頭皮再建，下肢の再建に用いられ，神経血管柄付き筋弁として顔面神経麻痺の動的再建などにも用いられる．

有茎拡大広背筋皮弁の手技

乳房再建を例に記す．術前デザインは側臥位で行ってよいが，必ず立位もしくは坐位で確認する．肘を後ろに引いて広背筋前縁を印す．皮島位置は欠損位置，ボリュームが必要な位置を勘案し，筋体が存在する部位をやや越えても構わないので，皮膚をつまめる7～9 cm 幅で描く．

体位は側臥位で腋窩枕とともに腰部にも枕を入

---

* Hiroki MORI, 〒113-8510　東京都文京区湯島1-5-45　東京医科歯科大学形成・再建外科，講師

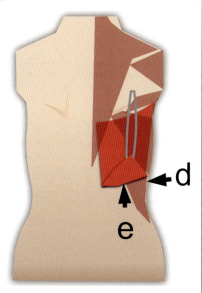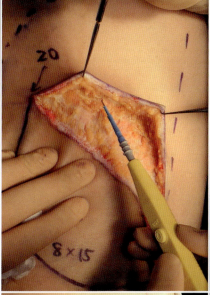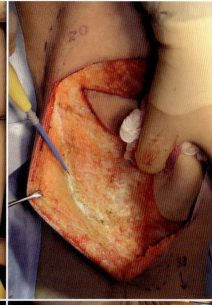
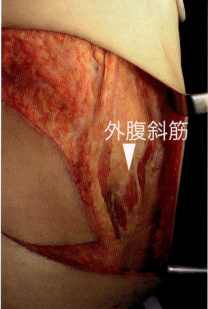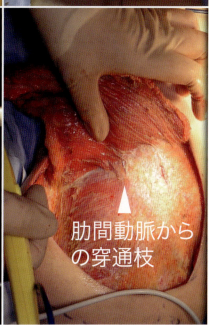

図 1.
a：皮弁挙上のシェーマ 1
b：頭側の皮下を浅筋膜上で剥離する．
c：腰部は浅筋膜でなく皮下脂肪の厚さを目安にして皮弁につける脂肪を確保する．
d：外腹斜筋と境界がわかりにくい場合があるので注意する．
e：肋間動脈からの太い穿通枝がある．

れると腰部が陥凹せず操作しやすい[6]．トンネル内の操作になるため，ヘッドライトやライト付き筋鉤が有用である．皮膚切開の後，浅筋膜およびその下の脂肪層を付着させ予定範囲を全て剥離する．頭側の厚みを必要としない部分では筋体上の剥離とする．腰部は浅筋膜でなく皮下脂肪の厚さを目安にして皮弁につける脂肪を確保する．頭側で広背筋の前縁（外側縁）を見つける．前縁に沿って前鋸筋との間の剥離を尾側に進める．外腹斜筋と境界がわかりにくい場合があるので注意する．

広背筋下も剥離し前縁を見極めながら尾側へ進む．肋間動脈からの太い穿通枝があるので，結紮しつつ進む．前縁に沿って肋間神経外側皮枝が露出するので，損傷しないようにする．広背筋の下端は腰背腱膜と腸骨稜に付着するため，尾内側では筋体成分がなくなるが，腸骨稜を越えない範囲の脂肪を付着させる[6)7]．必要な範囲で尾側を切離し内側へ剥離を進める．肋間神経後皮枝を切離しつつ内側から頭側へ切り上がり，僧帽筋を温存しつつその下に潜り込む広背筋を剥離する．内側か

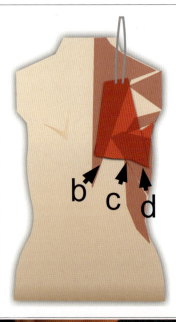

図 2.
a：皮弁挙上のシェーマ 2
b：僧帽筋を温存しつつその下に潜り込む広背筋を剝離する．
c：前縁側から前鋸筋上で剝離する．
d：胸背動静脈前鋸筋枝が見えてくるので，それを目印に頭側へ剝離を進める．
e：前鋸筋枝の分岐部
f：挙上された拡大広背筋皮弁

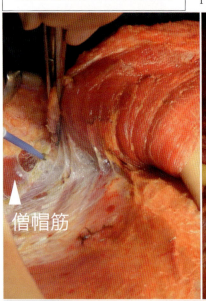
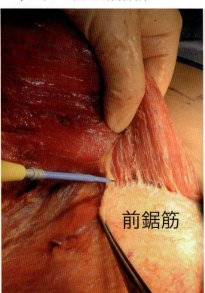
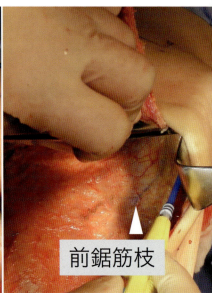
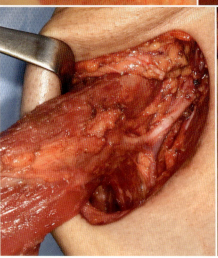
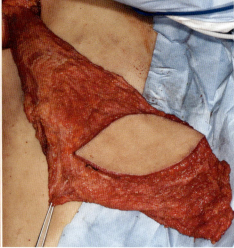

ら頭側へ剝離を進めると肩甲骨裏面に入り込んでしまうことがあるので，前縁側から前鋸筋と肩甲骨への連続性を確認しつつ，その上で剝離する．肩甲部の脂肪を適宜付加する[8]．前鋸筋上に胸背動静脈前鋸筋枝が見えてくるので，それを目印に頭側へ剝離を進め，内側では大円筋との間を剝離していく．上腕骨への停止部は皮弁移動に支障がなく，側胸部の膨隆とならない程度に剝離する．腋窩上方で乳房側へのトンネルを作成し移動する．前鋸筋枝は切離しなくて済むことが多い[6]が，間の膜を十分に剝離する．採取部は吸引ドレーンを留置し，キルティング縫合を行ってから縫合する．術後は腹帯で背部から腰部の圧迫を行う．ドレーンは 20～30 cc 以下，最大 2 週間で抜去する．その後たまりがある場合は週 1 回の穿刺で対応する．

胸背動脈穿通枝皮弁のデザイン上の要点

Angrigiani らによれば，近位の穿通枝が後腋窩ヒダから 8 cm 尾側で広背筋前縁より 2～3 cm 後方，2 番目の穿通枝がその 2～4 cm 尾側に存在し，2 本目までは全ての検体に存在する[3]．解剖体による別の報告によれば，少なくとも 1 本の 0.5 mm 以上の穿通枝が後腋窩ヒダから 9.5～15.4 cm 尾側で広背筋前縁から後方 4.3 cm 以内に存在し，平均 3.6 本の穿通枝が存在する[9]．血管柄は 10～19 cm[3)9)10)]採取できる．皮弁は平均で長径 20 cm が採取でき[3]，深筋膜血管網を利用した拡大胸背動脈穿通枝皮弁では 25×20 cm の範囲が挙上できる[10]．

合併症

1．漿液腫

よく経験し，文献的にも 21～79% に起こる[11]．漿液腫の予防法としては生理的組織接着剤とトリアムシノロンアセトニド，キルティング縫合をそれぞれ単独で比較してキルティング縫合の有用性が示され[11]，別のメタアナリシスでは生理的組織接着剤とキルティング縫合の併用がそれぞれ単独よりも優れていた[12]．

2．皮弁壊死

過去の手術で胸背血管が損傷していても皮弁壊死は稀[5]とされるが，そのような場合は術前の画像評価が勧められる．末梢の筋体や脂肪の血流不全は時に起こる．

3．異常筋収縮

筋体の異常収縮は時に起こり，不快感，痛み，乳房変形が問題となる．我々は予防的な胸背神経切離を行っておらず，同様に否定的な報告[13]がある一方，胸背神経を切離することを推奨する報告[14]や，胸背神経の 4 cm 長切除と上腕骨側の筋体の切離により異常収縮が起こらないとする報告[15]がある．

4．一時的腕神経叢麻痺

稀だが，不適切な体位や筋鉤により起こり得る[5]．

5．腰ヘルニア

稀だが，上腰三角を損傷すると起こり得るので，広背筋前縁側から剝離を行う[16]．

6．採取部機能障害

日常生活には支障がないとされてきたが，近年，広背筋皮弁の術後評価を正確に行う報告[17)18)]があり，肩関節の可動域制限[17]や内転筋力低下[18]などの障害が報告されている．

考察

1．体位

側臥位での採取が一般的だが，広背筋前縁付近の少量の筋体を含んだ皮弁や胸背動脈穿通枝皮弁では患肢を固定しない仰臥位[19]や半側臥位[20]での採取も可能である．また両側広背筋皮弁再建では腹臥位での同時採取も報告されている[21]．

2．皮島デザイン・生着範囲

皮膚を採取できる幅は 10～12 cm 程度まで[5)22)]とされるが，細めの方では 8～9 cm 程度でも緊張があることがある．さらに必要であれば fleur-de-lis 型[23]や，分割型[22]などの報告がある．

皮島は筋体前縁および下縁より 5 cm 越えたと

ころまで含められる[5]とされる．9,10肋間からの穿通枝を含めて皮島を作成し，12肋間までの筋体を含めれば腸骨稜部までの皮島が安全に挙上できる[24]とする報告もある．

3．筋体萎縮

近年の報告では胸背神経切除の有無による皮弁容積差はないとされ，神経切除で筋体の萎縮と脂肪変性が進むものの，皮弁の厚みは神経切除・温存とも変わらないという報告[25]や，6か月後の容積の減少は神経切除が8.9%，神経温存が6.79%で差がないとする報告[14]がある．

筋体の上腕骨停止部については切離する報告[13)15)21]と我々を含めて萎縮を少なく，あるいは血管径に無理をかけないために切離しない報告[6)14]がある．

4．知覚皮弁

肋間神経後枝を用いて知覚皮弁とする報告[26]がある．

まとめ

広背筋皮弁の概要について拡大広背筋皮弁を中心に手技上のポイントと，胸背動脈穿通枝皮弁のデザイン上の要点，最近の文献的考察を含めて述べた．

参考文献

1) Maxwell, G. P. : Iginio Tansini and the origin of the latissimus dorsi musculocutaneous flap. Plast Reconstr Surg. **65**：686-692, 1980.
2) McCraw, J. B., et al. : Repair of major defects of the chest wall and spine with the latissimus dorsi myocutaneous flap. Plast Reconstr Surg. **62**：197-206, 1978.
3) Angrigiani, C., et al. : Latissimus dorsi musculocutaneous flap without muscle. Plast Reconstr Surg. **96**：1608-1614, 1995.
4) Tobin, G. R., et al. : The intramuscular neurovascular anatomy of the latissimus dorsi muscle : the basis for splitting the flap. Plast Reconstr Surg. **67**：637-641, 1981.
5) Griffin, J. M. : Latissimus dorsi musculocutaneous flap. Grabb's Encyclopedia of Flaps Third ed. pp. 1026-1029, Lippincott Williams & Wilkins, Philadelphia, 2008.
6) 酒井成身, 酒井成貴：拡大広背筋皮弁による乳房再建. 乳房・乳頭の再建：最近の進歩. pp. 33-43, 克誠堂出版, 2010.
7) Hokin, J. A. : Mastectomy reconstruction without a prosthetic implant. Plast Reconstr Surg. **72**：810-818, 1983.
8) Marshall, D. R., et al. : Soft tissue reconstruction of the breast using an extended composite latissimus dorsi myocutaneous flap. Br J Plast Surg. **37**：361-368, 1984.
9) Schaverien, M., et al. : Thoracodorsal artery perforator flap and latissimus dorsi myocutaneous flap—anatomical study of the constant skin paddle perforator locations. J Plast Reconstr Aesthet Surg. **63**：2123-2127, 2010.
10) Dast, S., et al. : Anatomical basis of the extended TDAP flap : study of its territories of vascularization and its volume. Surg Radiol Anat. **39**：821-826, 2017.
11) Hart, A. M., et al. : A prospective randomized trial of the efficacy of fibrin glue, triamcinolone acetonide, and quilting sutures in seroma prevention after latissimus dorsi breast reconstruction. Plast Reconstr Surg. **139**：854e-863e, 2017.
12) Lee, K. T., Mun, G. H. : Fibrin sealants and quilting suture for prevention of seroma formation following latissimus dorsi muscle harvest : a systematic review and meta-analysis. Aesthetic Plast Surg. **39**：399-409, 2015.
13) Kääriäinen, M., et al. : No need to cut the nerve in LD reconstruction to avoid jumping of the breast : a prospective randomized study. J Plast Reconstr Aesthet Surg. **67**：1106-1110, 2014.
14) Szychta, P., et al. : Breast reconstruction with the denervated latissimus dorsi musculocutaneous flap. Breast. **22**：667-672, 2013.
15) Schroegendorfer, K. F., et al. : Latissimus dorsi breast reconstruction : how much nerve resection is necessary to prevent postoperative muscle twitching? Plast Reconstr Surg. **134**：1125-1129, 2014.
16) Mickel, T. J., et al. : Management and prevention of lumbar herniation following a latissimus dorsi flap. Plast Reconstr Surg. **103**：1473-1475, 1999.

17) 櫛田里恵ほか．広背筋皮弁による乳房再建術後の肩関節機能と ADL への影響．運動器リハ．**26**：35-40, 2015.

18) Lee, K. T., Mun, G. H.：A systematic review of functional donor-site morbidity after latissimus dorsi muscle transfer. Plast Reconstr Surg. **134**：303-314, 2014.

19) Koshima, I., et al.：New thoracodorsal artery perforator (TAPcp) flap with capillary perforators for reconstruction of upper limb. J Plast Reconstr Aesthet Surg. **63**：140-145, 2010.

20) Kim, J. T.：Two options for perforator flaps in the flank donor site：latissimus dorsi and thoracodorsal perforator flaps. Plast Reconstr Surg. **115**：755-763, 2005.

21) Losken, A., et al.：Outcomes evaluation following bilateral breast reconstruction using latissimus dorsi myocutaneous flaps. Ann Plast Surg. **65**：17-22, 2010.

22) Sawaizumi, M., Maruyama, Y.：Sliding shape-designed latissimus dorsi flap. Ann Plast Surg. **38**：41-45, 1997.

23) Ciudad, P., et al.：The extended fleur-de-lis latissimus dorsi flap：a novel flap and approach for coverage of lower back defects. J Plast Reconstr Aesthet Surg. **66**：1811-1813, 2013.

24) Watanabe, K., et al.：Anatomical study of latissimus dorsi musculocutaneous flap vascular distribution. J Plast Reconstr Aesthet Surg. **63**：1091-1098, 2010.

25) Kääriäinen, M., et al.：The significance of latissimus dorsi flap innervation in delayed breast reconstruction：a prospective randomized study-magnetic resonance imaging and histologic findings. Plast Reconstr Surg. **128**：637e-645e, 2011.

26) Yano, K., et al.：Breast reconstruction using the sensate latissimus dorsi musculocutaneous flap. Plast Reconstr Surg. **109**：1897-1902, 2002.

◆特集/ベーシック&アドバンス 皮弁テクニック

腹直筋皮弁・下腹壁動脈穿通枝皮弁

武石 明精*

Key Words：腹直筋皮弁(rectus abdominis myocutaneous flap)，下腹壁動脈穿通枝皮弁(deep inferior epigastric perforator flap)，乳房再建(breast reconstruction)，遊離皮弁(free flap)，ICG蛍光造影(indocyanine green angiography)

Abstract 腹直筋皮弁は，安定した血管解剖と血行動態から，乳房再建をはじめ，頭頸部再建，四肢再建などの身体各部位の再建・被覆に適応される．各血管の穿通枝の解明により，下腹壁動脈穿通枝皮弁は乳房再建を中心に普及している．有茎腹直筋皮弁は胸壁や乳房の再建に用いられるが，pedicleと反対側の血行は不安定である．下腹壁動静脈を栄養血管とする遊離腹直筋皮弁は広い支配領域を有するが，TRAM flapのように大きな皮弁ではzone Ⅳの，特に脂肪層の血行が不安定である．

下腹壁動脈穿通枝皮弁では皮弁に含める穿通枝の数により，筋皮弁としてのTRAM flapより皮弁の安全血行領域は狭くなる．選択する穿通枝によっては，その静脈環流に浅下腹壁静脈の関与が大きくなる．安定した皮弁血行と静脈環流を確保するためには，より多くの穿通枝を皮弁に含めるmpDIEP flap(multi perforator DIEP flap)が有用である．

はじめに

腹直筋皮弁は，解剖学的安定性と安定した血行動態が特徴であり，比較的大きな皮弁や大きな組織が移植可能である．血管茎が長いため皮弁配置の自由度が高いことに加え，皮弁デザインの自由度も高いため，種々の再建手術および様々な部位の組織欠損の被覆に適応される．従来は，腹直筋を含んだ筋皮弁として用いられてきたが，近年の穿通枝の解明とともに腹直筋を温存した深下腹壁動脈穿通枝皮弁としても広く用いられている[1]~[6]．

血管解剖

腹直筋の栄養血管である下腹壁動脈と上腹壁動脈は，臍より頭側の位置でchoked vesselを介して交通し，また肋間動脈とも交通している．それぞれの血管は，腹部皮膚・皮下脂肪層への穿通枝を有している．上・下腹壁動脈は解剖学的に安定した走行を有しているが，そこから分岐する穿通枝は，数，分布，走行ともに非常に個体差が大きい[7]．静脈系は穿通枝を含め各動脈に伴走静脈が存在するが，下腹部穿通枝皮弁としての血行動態では，近年浅下腹壁静脈系の関与も報告されている[8][9]．

皮 弁

1．有茎皮弁

A．上腹壁動脈の有茎皮弁

上腹壁動静脈を含む腹直筋頭側をpedicleとし[10]，主に乳房再建などの前胸部の再建・被覆に用いる．皮弁のデザインは，横型のTRAM flapと縦型のVRAM flapがある．TRAM flapの場合は対側腹直筋より外側，いわゆるzone Ⅳの部分は皮弁壊死の可能性が高くなる．症例によってはzoen Ⅱも部分的に血行不良部位が生じる．Pedicleと反対側では，皮下脂肪層は皮膚よりもさら

---

* Meisei TAKEISHI, 一般社団法人乳房再建研究所，理事長／〒242-0015 大和市下和田1331-2 かながわ乳房再建センター，顧問

に安定した血行領域が狭くなり，zone Ⅱでも部分脂肪壊死を生じる．そのため乳房再建のように反対側の皮下脂肪を含む厚みのある皮弁が必要な手術では，両側の腹直筋を茎とする bi-pedicle TRAM flap や反対側の下腹壁動脈を栄養血管として付加する vascular augmented TRAM flap が必要になる．

B．下腹壁動脈の有茎皮弁

下腹壁動静脈を pedicle とした島状皮弁として鼠径・会陰部の再建に用いることが多い．皮島は腹直筋上を中心に欠損部に応じたデザインが可能だが，症例によっては対側腹直筋より外側，特に脂肪層は血行が不安定になることがある．

2．遊離皮弁

A．遊離筋皮弁

TRAM flap として挙上する乳房再建をはじめ，頭頸部再建，四肢の再建など様々な部位の再建に用いられる．下腹壁動静脈を栄養血管とするため，皮島のデザインは下腹壁動静脈の島状皮弁と同様である．

TRAM flap のデザインでは，外側は両側上前腸骨棘を目安とし，幅は仰臥位，膝関節軽度屈曲状態で下腹部皮膚を摘んで直接縫合閉鎖可能であると判断できる範囲内で再建に必要な幅を決定する．デザインに沿って皮膚，浅脂肪層および浅脂肪層と深部脂肪層の間に存在する浅筋膜を順次切開する．皮弁周囲を浅筋膜下で剝離し，皮弁の幅・長さと同等もしくはやや大きめの長方形の深部脂肪層(rectangular deep fat flap；以下，RDFF)を皮弁に含める．皮弁は筋膜上で外側から内側に向かって挙上する．乳房再建の TRAM flap に限らず他の部位の再建でも，皮弁のデザインは異なるが，皮弁の挙上の手順は同じである．頭頸部再建などで固定用の筋膜を広く採取する症例以外は，腹壁閉鎖の縫い代確保のために腹直筋外側縁より数センチ内側，もしくは外側の穿通枝の近くまで筋膜上を剝離する．

皮弁を挙上した範囲に沿って pedicle 側の腹直筋前鞘を切開，その後腹直筋外側縁を展開し，肋間動静脈・神経を結紮切離する．下腹壁動静脈は，上前腸骨棘と恥骨結合を結ぶ線の中点付近で外側から腹直筋下に進入している．その部位で下腹壁動静脈を確認し，分枝を結紮切離しながら中枢へ展開する．腹部手術既往がある症例で血管損傷が疑われる場合は，反対側の下腹壁動静脈を茎とする皮弁へ変更する．下腹壁動静脈を確認後，反対側も同様に外側から正中まで筋膜上で皮弁を挙上する．TRAM flap では臍をくり抜いた後に，血管茎と同側の腹直筋前鞘上を縫い代の分，もしくは内側の穿通枝まで剝離する．内側も外側同様に前鞘に切開を加え，内外側の前鞘切開を繋げる．採取する筋体下を剝離した後，筋体内を走行する血管を結紮しながら筋体を頭尾側で切断する．下腹壁動静脈を結紮切離して，皮弁を挙上する．

B．遊離穿通枝皮弁

術前に造影 CT およびエコーかドップラー血流計で，穿通枝の数，位置および下腹壁動静脈の走行，分岐の有無を確認し，腹部皮膚に穿通枝の位置をマークしておくとよい．

TRAM flap の穿通枝皮弁として乳房再建に用いる場合，筆者は基本的に recipient vessel が内胸動静脈の場合は再建側と反対側の下腹壁動静脈を，recipient vessel が胸背動静脈系であれば同側の血管を選択する．皮弁の最も幅広い正中部分で乳房の B/D 領域の膨らみを再建できるよう皮弁を縦に配置する．形態作成時の皮弁の自由度を高めるため，皮弁の栄養血管が recipient vessel に近くなるよう血管茎側を頭側に配置する．内胸動静脈と血管吻合する場合は反対側の下腹壁動静脈が，また胸背動静脈系の場合には同側の下腹壁動静脈がより recipient vessel に近くなり血管茎にゆとりができ，血管吻合も容易になる．

筆者は，皮弁内に存在する血管茎側のほぼ全ての穿通枝を皮弁に含める multi perforator DIEP flap(以下，mpDIEP flap)として挙上している．1本の穿通枝のみで挙上する single perforator DIEP flap(以下，spDIEP flap)や近くに存在する 2〜3 本の穿通枝で挙上する few perforator DIEP

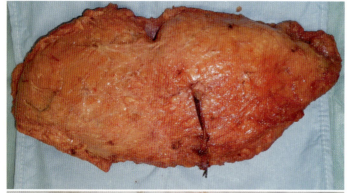
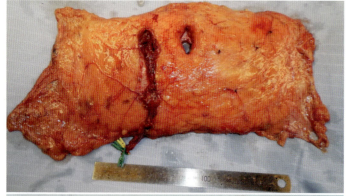
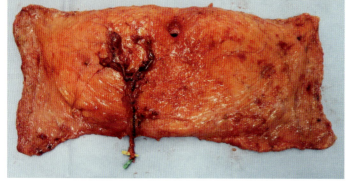

図 1.
a：single perforator DIEP flap（spDIEP flap）
b：few perforator DIEP flap（fpDIEP flap）
c：multi perforator DIEP flap（mpDIEP flap）

flap（以下，fpDIEP flap）は mpDIEP flap の手技を簡略化したものである．mpDIEP flap の血行動態は従来の腹直筋皮弁とほぼ同じであり，spDIEP flap や fpDIEP flap で報告されているような静脈環流への浅下腹壁静脈の関与がないため，ここでは mpDIEP flap について解説する（図1）．

皮弁のデザインおよび筋膜上で外側から RDFF を挙上するまでの手技は，遊離筋皮弁と同じである．RDFF を外側に存在する全ての穿通枝の近くまで挙上したら，各穿通枝が腹直筋前鞘を貫通する部分を確認する．この際 countertraction 目的で皮弁先端を正中方向へ引くと，その圧により穿通枝に含有される血液量が減ることと，牽引力で腹直筋前鞘が持ち上がり穿通枝と前鞘が接近し，同定が難しくなる．そのため countertraction を緩め，穿通枝両側の深部脂肪層を前鞘上で正中方向へ押すことで，穿通枝とその周囲組織にゆとりが生まれて展開が容易になる．この手技と countertraction を交互に繰り返すことで，安全で比較的容易に穿通枝が腹直筋前鞘を貫通する部分を確認できる（図2）．

血管とともに採取する前鞘を少なくするために，穿通枝に近い部分で前鞘切開を行う．穿通枝と前鞘の間に隙間がある場合は，そこから剝離鉗子を挿入し前鞘を切開する．隙間がない血管は，穿通枝から数ミリ離れた部分を切開する．穿通枝

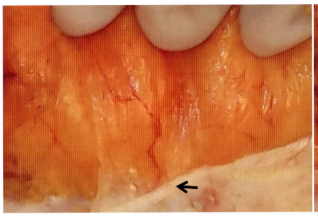 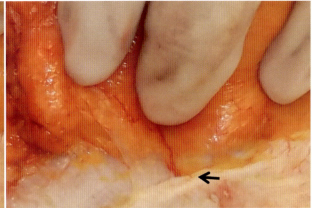

図 2.
a：皮弁に countertraction をかけた状態．穿通枝基部が細くなっており，腹直筋前鞘を貫通する部位が確認できない．
b：a と同じ状態で countertraction を解除し，皮弁基部を軽く押した状態．a と比較して穿通枝基部が太く，腹直筋前鞘を貫通する部位も確認できる．

によっては，腹直筋を穿通する部位と前鞘を貫く部位が異なるものもあり，やみくもに前鞘を切開すると穿通枝を損傷する可能性がある．筋体を出た後，穿通枝は水平方向～頭側に向かうため，穿通枝の外頭側の前鞘下には穿通枝は存在しないため，前鞘切開の安全領域となる．この部位に切開を加えそこから剝離鉗子を挿入し，直視下に穿通枝を確認しながら尾側に前鞘切開を進める．外側に存在する全ての穿通枝に対して同様の手技で前鞘を切開し，それぞれの切開を繋げる．さらに下腹壁動静脈本幹の位置まで前鞘切開を筋体中央の位置で尾側に延長する．

次に，各穿通枝を本幹に向かって剝離する．各穿通枝は数位筋肉への枝を出しているため，これを丁寧に処理しながら本幹まで剝離を進める．穿通枝の損傷を危惧するあまり穿通枝から離れた位置で筋体の切開を進めると，筋枝の同定が難しくなる．また，筋枝や肋間動静脈との交通枝と穿通枝の判断が難しく，時として穿通枝の損傷につながる．そのため，常に穿通枝を直視下に置き剝離を進める方が安全である．全ての穿通枝を本幹から分岐する部位まで剝離した後に，頭側から尾側に向かって下腹壁動静脈本幹を剝離する．この際，穿通枝以外の枝で，外側へ出るものは結紮切離する．しかし，内側の枝に関しては，下腹壁動静脈が内外側に分岐した内側の分枝や，内側へ向かっ

て派生している穿通枝の可能性があるため，この段階では温存しておく．最尾側の穿通枝まで剝離したら，腹直筋を筋線維の方向に切離しながら本幹を外腸骨動静脈分岐部まで剝離する．この際も，筋体へ向かう内側の分枝は温存しておく．

次に，各穿通枝周囲の前鞘を切開し，穿通枝を前鞘から遊離する．この段階では，各穿通枝が完全に遊離されていて，血管を直視しながら前鞘切開を行うため，安全に行える．

外側の穿通枝を栄養血管とする spDIEP flap や fpDIEP flap，および穿通枝列が 1 列で全ての穿通枝が展開されている場合は，この時点で下腹壁動静脈本幹を結紮・切離すれば皮弁は挙上できる．

内側にも穿通枝が存在する症例では，対側の RDFF を筋膜上で正中まで挙上し，臍をくり抜き温存する．臍と腹部脂肪層の間には薄い筋膜状の隔壁があり，それに沿ってくり抜くことで，臍に近接穿通枝でも損傷の心配はない．

その後 RDFF の挙上を進め，内側に存在する全ての穿通枝を確認し，外側と同様の操作で前鞘切開，穿通枝の剝離を行う．穿通枝以外の枝を処理しながら，内側の下腹壁動静脈を中枢に向かって分岐部まで剝離する．内外側の穿通枝が離れていて，その間の前鞘が縫合可能な一定の幅が確保できる場合には，外側同様穿通枝周囲の前鞘を切開し，中央の前鞘を温存する．その幅が狭い場合

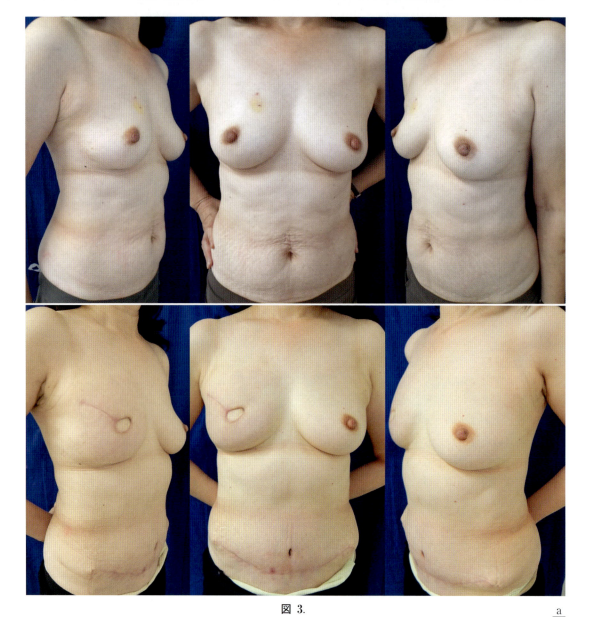

図 3.
a：右乳癌術前
b：皮下乳腺全摘＋mpDIEP flap による右乳房 1 次 1 期再建術後 6 か月．Recipient vessel：内胸動静脈

は，穿通枝間の前鞘を皮弁に含める．

　未処理の筋肉への枝および下腹壁動静脈の末梢を結紮・切離する．皮弁の血行動態を確認するICG による術中蛍光造影を行う．造影範囲をマークした後，下腹壁動静脈を外腸骨動静脈分岐部付近で動静脈を剝離した後，結紮・切離し，皮弁を挙上する．皮弁採取部位を閉鎖，移植部位で血管吻合を行い各部位を再建する（図 3，4）．

合併症対策

1．皮弁壊死

　皮弁移植後に，有茎皮弁では血管茎の折れ，遊離皮弁では血管茎の折れや吻合部血栓がないことを確認し，創を閉鎖する．術後も一定の間隔で皮弁の血行を確認し，血管の閉塞が疑われる場合には，再手術を行い確認する．

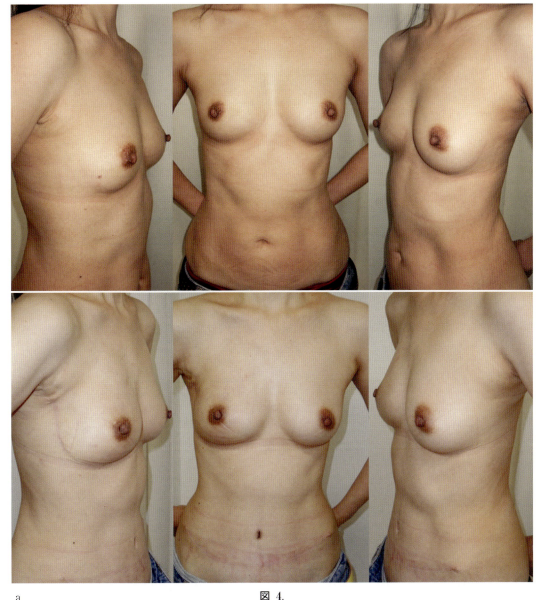

図 4.

a：右乳癌術前
b：乳頭温存皮下乳腺全摘＋mpDIEP flap による右乳房 1 次 1 期再建術後 6 か月.
　　Recipient vessel：胸背動静脈

2．部分壊死

　術中 ICG 造影で造影された部分を移植した場合には，術後の部分壊死はほぼ回避できる．腹部に手術瘢痕がある症例では，皮弁のデザインで瘢痕の影響を回避できる[12]．しかし，大きな皮弁が必要な場合には，対側の穿通枝をクランプした状態で ICG 造影を行い，挙上する皮弁全体に十分な血流が存在することを確認する[13]．造影範囲が狭い症例では，対側の血管も含めて挙上し vascular augmentation を行うことで術後の部分壊死を回避できる[14]．

3．腹壁瘢痕ヘルニア

　腹直筋前鞘の縫合は，腱縫合と同様に単結節縫合では術後の組織が裂ける可能性がある．特に通常の筋皮弁で前鞘を多く切除した場合は，その可能性が高くなる．前鞘の閉鎖は，マットレス縫合や，縫合糸が Z 状に交差するような抗張力が一方向に向かわず分散する縫合を行う．さらに，前腸に亘

り連続縫合を加えることで，より強固な閉鎖になる．

穿通枝皮弁で腹直筋を温存する場合，尾側への前鞘切開は腹直筋の中央で行う．腹直筋外側縁に向かう切開の方が，下腹壁動静脈の展開は容易になる．傍腹直筋部は前鞘縫合部が脆弱化しやすく，深部に筋体が存在しないため腹壁瘢痕ヘルニアが生じやすい．前鞘切開を筋体上に留める方が，腹壁瘢痕ヘルニアが生じにくい．

まとめ

腹直筋皮弁・下腹壁動静脈穿通枝皮弁は様々な部位の再建に応用可能でな皮弁である．技術を持った医師が正しい手順で行えば，穿通枝皮弁も決して危険な皮弁ではない．形成外科医が修得すべき有用な皮弁の1つである．

参考文献

1) Allen, R. J., et al. : Deep inferior epigastric perforator flap for breast reconstruction. Ann Plast Surg. 32 : 32-38, 1994.
   Summary　DIEP flap による乳房再建の，初期の代表的な論文．
2) Blondeel, P. N. : One hundred free DIEP flap breast reconstruction : A personal experience. Br J Plast Surg. 52 : 104-111, 1999.
3) Nahabedian, M. Y., et al. : Breast reconstruction with the free TRAM or DIEP flap : Patient selection, choice of flap, and outcome. Plast Reconstr Surg. 110 : 466-475, discussion 476-477, 2002.
   Summary　筋皮弁による TRAM flap と穿通枝皮弁(DIEP flap)について，その適応や結果を比較した論文．
4) Granzow, J. W., et al. : Breast reconstruction with the deep inferior epigastric perforator flap : History and an update on current technique. J Plast Reconstr Aesthet Surg. 59 : 571-579, 2006.
5) Takeishi, M., et al. : Muscle sparing-2 transverse rectus abdominis musculocutaneous flap for breast reconstruction : A comparison with deep inferior epigastric perforator flap. Microsurgery. 28 : 650-655, 2008.
   Summary　乳房再建において，腹直筋の一部を皮弁に含める Muscle sparing-2 TRAM flap と DIEP flap の結果および合併症を比較した論文．
6) Rozen, W. M., et al. : The perforator angiosome : A new concept in the design of deep inferior epigastric artery perforator flaps for breast reconstruction. Microsurgery. 30 : 1-7, 2010.
   Summary　深下腹壁動脈穿通枝の血行支配領域と，それに伴う皮弁移植範囲について検討．
7) Wong, C., et al. : Perforasome of the DIEP flap : Vascular anatomy of the lateral versus medial row perforators and clinical implications. Plast Reconstr Surg. 125 : 772-782, 2010.
8) Schaverien, M. V., et al. : Relationship between venous congestion and intraflap venous anatomy in DIEP flaps using contrast-enhanced magnetic resonance angiography. Plast Reconstr Surg. 126 : 385-391, 2010.
9) Rothenberger, J., et al. : A quantitative analysis of the venous outflow of the deep inferior epigastric flap (DIEP) based on the perforator veins and the efficiency of superficial inferior epigastric vein (SIEV) supercharging. J Plast Reconstr Aesthet Surg. 66 : 67-72, 2013.
   Summary　DIEP flap の静脈環流と，浅下腹壁静脈の関与について述べた論文．
10) Moon, H. K., et al. : The vascular anatomy of rectus abdominis musculocutaneous flaps based on the deep superior epigastric system. Plast Reconstr Surg. 82 : 815-829, 1988.
11) Lee, K. T., et al. : Benefits of superdrainage using SIEV in DIEP flap breast reconstruction : A systematic review and meta-analysis. Microsurgery. 37 : 75-83, 2017.
12) Takeishi, M., et al. : TRAM flaps in patients with abdominal scars. Plast Reconstr Surg. 99 : 713-722, 1997.
    Summary　腹部手術瘢痕がある場合の TRAM flap のデザインの工夫について言及．
13) Okumura, S., et al. : Effectiveness of "indocyanine green dye clapm test" in selecting perforators for muscle-sparing-2 transverse rectus abdominis myocutaneous flaps in breast reconstruction. J Reconstr Microsurg Open. 2 : e126-e131, 2017.
    Summary　ICG による術中蛍光造影により，皮弁に含める穿通枝の選択と手技について解説．
14) Lam, T. C., et al. : Free perforator crossover TRAM flap for breast reconstruction. Ann Plast Surg. 50 : 126-131, 2003.

すべての外科系医師に送る、手術をステップアップさせる1冊！

PEPARS (ペパーズ) No.123
2017年3月増大号
オールカラー192頁　定価5,200円＋税

実践！よくわかる縫合の基本講座

編集／東京医科大学兼任教授　菅又　章

"きれいな"縫合のコツを
　　　エキスパート講師陣が伝授！

ぜひ手にお取り下さい！

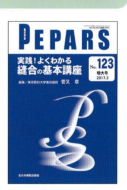

目次

形成外科における縫合法の基本（総説）	田中　克己
形成外科における縫合材料	菊池　雄二ほか
皮下縫合・真皮縫合の基本手技	横田　和典
頭部の縫合法	岸邊　美幸ほか
顔面外傷の縫合法	宮脇　剛司
眼瞼手術における縫合法	村上　正洋
頭頸部再建における縫合法	吉澤　直樹
瘢痕・ケロイドの手術における切開・縫合法の工夫	小川　令ほか
乳房再建における縫合法	堂後　京子ほか
唇裂口蓋裂手術における縫合法	佐藤　顕光ほか
四肢外傷における縫合の要点	島田　賢一
虚血肢救済手術における縫合法	安田　聖人ほか
美容外科における縫合法	鈴木　芳郎
植皮・皮弁術における縫合法	副島　一孝ほか
血管の縫合法	若槻　華子ほか
神経縫合の基礎とその実践法	林　礼人
腱の縫合法	松浦愼太郎
リンパ管の縫合法	矢吹雄一郎ほか
リンパ管静脈吻合とリンパ節移植における縫合術	成島　三長ほか
"抜糸のいらない"縫合材料	福田　智ほか

㈱全日本病院出版会

〒113-0033　東京都文京区本郷3-16-4
TEL：03-5689-5989　FAX：03-5689-8030
http://www.zenniti.com

◆特集／ベーシック＆アドバンス 皮弁テクニック
鼠径皮弁と SCIP flap

成島三長[*1] 石浦良平[*2] 古屋恵美[*3]

Key Words：超薄皮弁(super thin flap)，浅腸骨回旋動脈穿通枝皮弁(superficial circumflex iliac artery perforator(SCIP) flap)，皮弁挙上(flap elevation)，真皮下血管網(subdermal plexus)

Abstract　鼠径部には superficial circumflex iliac artery(SCIA：浅腸骨回旋動脈)の浅枝と深枝があり，内側には浅下腹壁動脈が，外側には外側肋間動脈穿通枝が存在し，相補的に鼠径部の血行を担っている．Superficial circumflex iliac artery perforator(SCIP) flap を挙上するには，上前腸骨棘から 1 cm ほど下方で鼠径靱帯に平行に内側に向かって皮膚切開し，SCIA を確認したのち皮弁を挙上する．血管茎長は浅枝で平均 4.3 cm，深枝で平均 5.9 cm であるが，分枝を剝離すると延長できる．浅腸骨回旋静脈を含めて挙上すると静脈うっ血のリスクが軽減する．皮弁の厚みを自由自在にするには①Microdissection 法，②primary thinning 法，③temporary clamp 法の 3 つを使うとよい．最大 28×12 cm のサイズが報告されている．

はじめに

鼠径皮弁は 1973 年に Daniel と Taylor によって報告され，その後世界的に利用されるようになった．しかし様々な部位から遊離皮弁が挙上可能となると，その血管茎の短さや血行の不安定さがあるとの理由から避けられるようになった．その後穿通枝皮弁の概念が 1989 年に登場すると鼠径部を栄養する血管についての細かな血管解剖が明らかとなり，現在はさらに thin flap の挙上部位として有用性が高まってきている．この鼠径皮弁および SCIP flap についてその血管解剖から挙上法までを述べる．

鼠径皮弁と SCIP flap の違いとは

端的に言えば，ほぼ同じであるが，時流の変化に解剖学的な知識が加わり言い方が変わったものと私自身は認識している．SCIP は superficial circumflex iliac artery perforator(浅腸骨回旋動脈穿通枝)の略で，perforator(穿通枝)自体は"筋体を貫く血管"との定義から始まっている．その始まりは 1989 年光嶋らによって深下腹壁動脈から腹直筋を穿通する血管 1 本で腹部の脂肪および皮膚が栄養され得るという DIEP flap(deep inferior epigastric artery perforator flap)が報告され，これが perforator flap(穿通枝皮弁)として報告されたことである．しかし実際には筋間中隔(筋体と筋体の隙間)を貫いて皮膚に向かうもの(ALT(anterolateral thigh)flap における外側大腿回旋動脈下行枝の枝)や SCIA 浅枝のように筋体を貫かないのに perforator という名前が付いているものもあり，これが混乱を招いている．現在の私の穿通枝の認識は，"名前の付いた血管から皮膚方向に分枝し皮膚および皮下組織を栄養する血管"であり，この分枝した血管を同定・剝離し，栄養血管として挙上したものが穿通枝皮弁と考えている[2]．

鼠径皮弁とは，もともとはこれらの分枝までは確認せずに大腿動脈につながる基部で血管を同定

[*1] Mitsunaga NARUSHIMA，〒514-8507　津市江戸橋 2 丁目 174 番地　三重大学医学部形成外科，主任教授
[*2] Ryohei ISHIURA，同，助教
[*3] Megumi FURUYA，同，助教

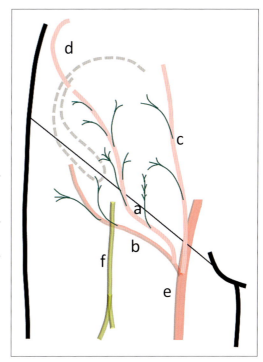

図 1.
鼠径部の血管解剖
　a：浅腸骨回旋動脈浅枝（SCIA 浅枝：superficial circumflex iliac artery）
　b：浅腸骨回旋動脈深枝（SCIA 深枝）
　c：浅下腹壁動脈（SIEA：superficial inferior epigastric artery）
　d：外側肋間動脈穿通枝（LICAP：lateral intercostal artery perforator）
　e：大腿動脈
　f：外側大腿皮神経
緑線はそれぞれの血管分枝（穿通枝）のよくある位置

し切り離して挙上したものである．1979 年 Acland らによって"iliac flap"として皮弁の位置を外側に置くことで，鼠径皮弁の血管茎が短いという問題が解決できると報告されている[3]．この iliac flap は現在の SCIP flap と同じであるが，残念ながら名称としてあまり広まっていない．

解剖学的な位置関係
―鼠径部と浅腸骨回旋動脈（SCIA）―

鼠径部にはこの superficial circumflex iliac artery（SCIA：浅腸骨回旋動脈）の浅枝と深枝があり，内側には superficial inferior iliac artery（浅下腹壁動脈）が，外側には lateral intercostal artery perforator（LICAP：外側肋間動脈穿通枝）が存在し，これらが相補的に鼠径部の血行を担っている（図 1）．SCIP flap は SCIA の浅枝または深枝を栄養血管茎として挙上される皮弁である．浅枝は筋体を貫かず大腿動脈基部から数センチ尾側から分岐後 1 cm ほどですぐに浅筋膜層（脂肪の中層）まで立ち上がり，そこから鼠径靭帯に平行に上前腸骨棘方向へ走行する．その後上前腸骨棘の内側または外側を回って腸骨稜の頭側に向かい，LICAP と交通枝を出して終わる．これに対して，SCIA 深枝の多くは SCIA が大腿動脈から分岐してすぐに浅枝と分岐した後さらに分岐する．縫工筋の表層で縫工筋筋膜下を走行し上前腸骨棘内側 1 cm ほどでやや尾側から大腿部に出る外側大腿皮神経に栄養を供給するべく接続し，そこから分枝を出して筋膜を貫き皮下へ走行する．SCIA の深枝は筋体を貫く血管という本来の定義に該当する．

皮弁の挙上

1．術　前

可能であれば造影 CT を用いて血管の走行を確認しておく．ただし細い場合にははっきりしないこともある．術前日にカラードップラーまたはサウンドドップラーにて走行を確認する（図 2-a）．特にカラードップラーは近年高性能となり，0.15 mm という細い血管まで確認が可能なものまである．時間をかけて自分でチェックすることで，SCIA および SIEA の走行，血管径さらには 3 次元的な位置関係など，皮弁の最適な血管を決定することができる．SCIA の深枝と浅枝が共通血管から分岐するかどうかを確認できるだけでも大きな皮弁を挙上する上では重要な情報となる．深枝と浅枝が別々に大腿動脈から分岐している場合で

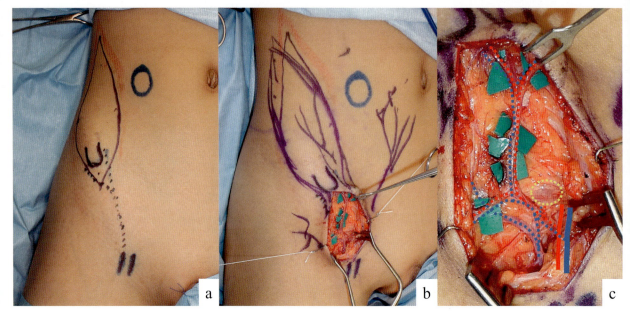

図 2. SCIP flap の挙上
a：術前エコーによるマーキング
b：中間部位からの SCIA 浅枝の同定
c：SCIA 浅枝の拡大写真
赤点線：SCIA 浅枝，青点線：SCIA の伴走静脈および SCIV，
黄色点線：鼠径リンパ節，赤青実線：大腿動静脈

も細い血管で交通があることもあり，この場合，カラードップラーでないと描出できないこともある．

2．皮弁挙上

Acland らは，まず近位の大腿動脈を同定し，そこから SCIA または SIEA の分岐部を同定して挙上していく，中枢側からの皮弁挙上を提唱している[3]．これに対して，Hong らは，まず皮弁をデザインし遠位外側から浅筋膜下で皮弁を挙上していけばおのずと栄養血管が含まれて挙上できるとしている[4]．これに対して，我々は中間部位（鼠径靱帯に平行に SCIA が走る部位）から皮弁を挙上していくようにしている[5]（図 2-b）．つまり挙上についてはそれぞれの利点と欠点を頭に入れながら，どこから挙上してもよい．近位中央側から挙上しようとすると血管がかなり深く脂肪の中をかき分ける形となる．遠位の場合には挙上していって皮弁を約半分ほど挙上しないと血管の位置がわからない．我々は上前腸骨棘の内側の鼠径靱帯より 1 cm ほど下方で血管を同定して，使用する皮弁の血管茎を確認したのち皮弁のデザインを最終決定してから挙上するのが確実と考え中間部位から挙上している（図 2-b）．

実際には，まず鼠径靱帯と平行に尾側約 1 cm のところを内側は大腿動脈外側から外側は上前腸骨棘付近まで 5～10 cm キシロカイン E 入りを局注したのち切開する．術前エコーによる走行確認を参考にまず浅腸骨回旋静脈を同定し，そのやや頭側皮下浅筋膜層にて SCIA 浅枝を同定する（図 2-c）．この浅枝が見つからないまたは細い場合には，SCIA 深枝を探す．探す部位は上前腸骨棘内側 1 cm，尾側 1 cm 付近である．この部分で大腿外側皮神経と交差した深枝が深筋膜を穿通する．穿通する部分を確認しそこから皮膚への分布を確認する．深枝はこの大腿皮神経を経由しているため，深枝を挙上する際にこの皮神経をどうするべきか悩むこともある．顕微鏡下に神経から血管を剝離して挙上することも可能であるが，外側大腿皮神経を SCIA 深枝と交わる部分のみ数ミリ含めて切離してもよい．皮弁挙上後，大腿皮神経の切断端は軽く再接合しておくと術後の大腿外側の皮膚感覚の違和感は軽減される．深枝も見つからない場合には SIEA flap に切り替える．SIEA flap

は大腿動脈と平行に大腿動脈外側約1cmあたりを走る．大腿内側で鼠径靱帯上を探すと存在する．内側に存在するため皮弁の位置も内側に移動し，血管茎は他の2つに比べて短くなる傾向にある．これらの血管を同定したら3つの血管のうちどの血管を利用するかを決定したら，皮弁のデザインをその血管の位置に応じて調整し最終的な皮弁を決定する．大きい皮弁や確実に血行のよい皮弁を挙上したい場合にはこれら3本のうち2本またはすべてが含まれるように皮弁をデザインしてもよい．デザイン後皮弁を薄く挙上したい場合には浅筋膜層で挙上する．ここまでの挙上には電気メスを用いている．皮弁が挙上されたところで血管茎を挙上していく．血管茎の挙上時には先ほど挙上した皮弁をいったんバイクリルなどで固定して血管に無理な力が加わらないようにする．浅腸骨回旋静脈は浅腸骨回旋動脈の伴走静脈とは別に存在する1～2mmほどの太さのある皮静脈である．この皮静脈を含めて皮弁を挙上すると静脈うっ血の心配が軽減する．含められなかった場合には伴走静脈でも問題ないが太さが0.5mm前後になることが多く，できれば皮静脈を含めておいた方がうっ血のリスク回避によい．

ちなみにこの浅腸骨回旋静脈末梢は真皮内で浅腸骨回旋動脈末梢と交わっている．電気メスで血管周囲を剝離する場合には，電気メスの強さを7～10ほどに下げて行っている．また血管を完全に剝離してしまうと乾燥や攣縮が起きやすいため，わずかではあるが周囲被膜をできるだけ血管側につけて挙上する．血管茎の長さを得るには，大腿動脈との分岐部まで剝離する．分岐部付近まで浅枝は浅筋膜層にあるが，最後の1～2cmのところで深部に入り深枝と合流することが多い．深枝と浅枝を1本の血管として縫合したい場合にはできるだけ大腿動脈分岐部まで剝離する．SCIA浅枝を中枢に追うと多くの場合リンパ節が取り巻く．このリンパ節は含めてもよいが，大きくて血管吻合部位を閉鎖する時に邪魔になるようであれば，リンパ節に向かう栄養血管で切離してリンパ節を含めないようにするとよい．大腿動脈からの分岐部まで追って最終的にどのように合流するかを確認する．よくあるパターンは大腿動脈からまずSCIAの深枝と浅枝の共通管が分岐し，1～2cmのところで深枝と浅枝が分岐する．分岐後浅枝は急速に表層へ向かい深枝はそのまま縫工筋筋膜内を外側に向かって走行する．もし浅枝または深枝のみでよい場合には少し手前で血管を切離しても良い．SIEAはSCIAよりも尾側で大腿動脈につながっていることもあるので，SCIA剝離時にSIEAの血管が交差することがあるので気を付ける．

血管茎を長くするには

鼠径部皮弁の血管茎は短いことが欠点であるが，これを延長するにはSCIAやSIEAの皮膚へ向かう枝を同定し，そのポイントまで剝離することである．

SCIA浅枝は近位にて分枝を皮膚へ向かって出している．この部分までを剝離することができると，血管茎の長さは平均4.3cmとなる．またSCIA深枝では平均5.9cmで分枝が出る[6]．

さらに延長したい場合には，皮弁の位置を外側にずらすか，分枝をさらに剝離していく．この分枝は近位部のものが太いことが多いが，実際には1～2cm毎に分枝が出ており，1本切れたとしても他の分枝で皮弁を栄養することが可能である．

血管径について

動脈径は平均で0.7mm（0.3～1.2mm）と報告されている[6]．他に比べると細い印象もあるが実際に吻合では困るほどではない．また静脈に関しても伴走静脈は動脈と同等の太さであることが多い．可能であれば皮下静脈である単独で走行している浅腸骨回旋静脈（1～2mm）を含めて挙上して，吻合静脈とすると静脈吻合しやすい．

皮弁の大きさ

木村らの報告では最大28×12cmが報告され

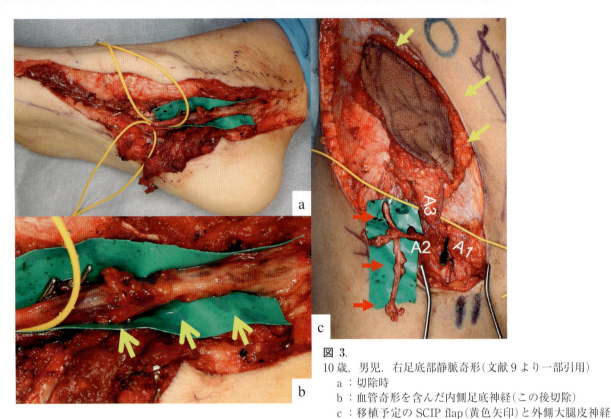

図 3.
10歳，男児．右足底部静脈奇形（文献9より一部引用）
 a：切除時
 b：血管奇形を含んだ内側足底神経（この後切除）
 c：移植予定の SCIP flap（黄色矢印）と外側大腿皮神経（赤矢印）．A1：SCIA 共通管，A2：SCIA 深枝，A3：SCIA 浅枝

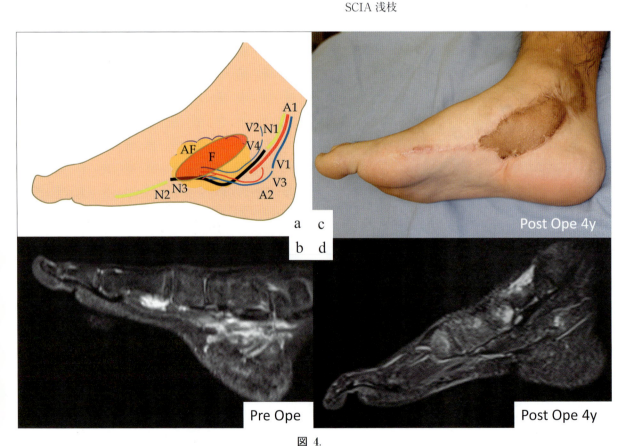

図 4.
a：移植時図．A1；内側足底動脈，A2；浅腸骨回旋動脈，V1；内側足底静脈，V2；皮静脈，V3；浅腸骨回旋動脈伴走静脈，V4；浅腸骨回旋静脈，N1；内側足底神経近位端，N2；内側足底神経遠位端，N3；外側大腿皮神経，AF；脂肪弁部，F；皮弁部
b：移植後4年　c：MRI（術前）　d：MRI（術後4年）

ている．経験的には腸骨稜5cm上で外側の腋窩部から下したラインまでの長さは可能である．後方まで採取する場合には念のためICGなどで挙上後血行を確認する．さらに大きな皮弁を挙上したい場合にはLICAPをsuperchargeする．幅10cmは血行的にはまず問題ないが，皮膚をつまめる範囲が一次縫縮できる幅となるので，それ以上の場合には採皮部に植皮が必要となる．

皮弁をthinningする3つのテクニック

1．Microdissection法

木村らによって報告されている顕微鏡下の血管剝離を用いる[7]．末梢に向かって血管を剝離していく．電気メスと血管剝離子で血管周囲を剝離していくが，電気メスの強さは7～10ほどで行っている．血管を完全に剝離してしまうと乾燥や攣縮が起きやすいため，わずかではあるが周囲被膜を血管側につけて挙上する．血管は樹木のように末梢に行けばいくほど枝分かれしており，どの血管を剝離選択していくか迷うこともある．しかし経験的には上前腸骨棘周囲に太い分枝が存在していることが多いため，迷う場合にはこの付近へ向けて剝離を進めるのがよい．血管を確認したら，しっかりとその走行をマーキングする．マーキングをしておかないと細いため気が付いた時には損傷しているということになりかねない．

2．浅筋膜上での皮弁挙上(primary thinning)

Hongらによって報告された方法で，デザイン後皮弁を薄く挙上するため浅筋膜層で挙上する[4]．血管損傷が心配であれば全層で挙上しても構わないが，脱脂術に後で時間がかかる．電気メスで外側から挙上していくと皮弁裏面にSCIAの走行が見えるようになるので，これともし太い浅腸骨回旋静脈があればこれを含めるように皮弁を挙上する．浅腸骨回旋静脈は浅腸骨回旋動脈の伴走静脈とは別に存在する1～2mmほどの太さのある皮静脈である．この皮静脈を含めて皮弁を挙上すると静脈うっ血の心配が軽減する．含められなかった場合には伴走静脈でも問題ないが太さが0.5mm前後になることが多い．

3．Temporary clamp法

真皮を貫くところを確認したのち，一時的に血管クリップを用いて栄養血管を本幹でクランプする[8]．脱脂術中に出血させてしまうと出血のため血管の走行がわかりにくくなり血管を見失ったり，止血のために重要な血管を誤って焼灼してしまう危険性がある．また逆に血管損傷を心配し不十分な脂肪切除となってしまう．

血管クリップでのクランプによる栄養血管のダメージは基本的には問題ない．心配であれば少し脂肪のついたところで血管に直接負荷がかかりにくいようにしてもよい．クランプ後皮下脂肪を真皮下血管の有無にとらわれず必要な厚みで切除していく．脱脂術が終わったら，血管クリップを開放して皮弁血流を確認する．

神経を含める場合

外側大腿皮神経を含めて挙上することが可能となる[9]（図3-c）．

この方法を用いる場合には，血管付き神経をSCIA深枝を用いて行い，皮弁をSCIA浅枝を用いて行うことが可能である．神経採取を行うと大腿外側部の知覚が脱失するが，1年ほどで徐々に回復する．ただしなかには違和感が続くこともあり，術前にそのような可能性があることも伝えておくことが重要である．外側大腿皮神経は上前腸骨棘内側1cm，尾側1cmほどから出る．この部分では1.5～2mmの太さがあるが，10cm尾側ではかなり枝分かれすることが多いので長い距離を必要とする時には注意が必要である．

骨を含める場合

腸骨を含めて挙上することも可能である[10]．SCIAの深枝または浅枝の一部は腸骨骨膜に分布しており，これを含めて挙上することで骨を血管付き骨移植として挙上することが可能となる．ただし大きな腸骨を移植する場合は，deep circumflex iliac artery(DCIA：深腸骨回旋動脈)を栄養

血管として用いることをお勧めする．

症例

10歳，男児．生後右下肢の静脈奇形(図4-c)[9]

2年前より腫脹と増大傾向に伴い，疼痛が出現．硬化療法を施行し，腫脹は一部改善を認めたが，2回目の治療後に疼痛が増強し，歩行困難となる．このため内側足底神経を含めた静脈奇形切除と血管付き神経を含めたSCIP flap 移植を計画した．

術前エコーにて右SCIAをマーキング(図2-a)した．皮膚切開を鼠径靱帯の約1cm下で鼠径靱帯に平行に行い，皮下のSCIVとSCIAを同定(図2-b, c)．ICGにてさらに全体像を把握したのち，皮弁を挙上し，さらに外側大腿皮神経をSCIA深枝につけて8cm挙上(図3-c)した．

静脈奇形を切除したのち(図3-a, b)，皮弁を移植した(図4-a)．移植後4年で痛みは消失し，再発は認めない(図4-b, d)．

最後に

鼠径皮弁かSCIP flapかの違いが現在のところ不明瞭であることは否めない．鼠径皮弁にせよSCIP flapにせよ血管にバリエーションがあり，また栄養血管の径が細いため，苦手意識を持つ人もいる．しかししなやかで脂肪が少なく下着に陰れる部位であり，解剖学的知識が蓄積され血管茎も長く挙上できるようになった．これらの利点を考慮すると皮弁における優先度は高い．そのような有用な皮弁をぜひ一度この稿をお読みいただいた諸氏に一度利用してもらえれば幸いである．

参考文献

1) Koshima, I., Soeda, S.：Inferior epigastric artery skin flaps without rectus abdominis muscle. Br J Plast Surg. **42**(6)：645-648, 1989.
2) Saint-Cyr, M., et al.：The perforasome theory：vascular anatomy and clinical implications. Plast Reconstr Surg. **124**(5)：1529-1544, 2009.
3) Acland, R. D.：The free iliac flap：A lateral modification of the free groin flap. Plast Reconstr Surg. **64**(1)：30-36, 1979.
4) Hong, J. P., et al.：A new plane of elevation：the superficial fascial plane for perforator flap elevation. J Reconstr Microsurg. **30**(7)：491-496, 2014.
5) Narushima, M., et al.：Pure skin perforator flap for microtia and congenital aural atresia using supermicrosurgical techniques. J Plast Reconstr Aesthetic Surg. **64**(12)：1580-1584, 2011.
6) Feng, S., et al.：A reappraisal of the surgical planning of the superficial circumflex iliac artery perforator flap. Br J Plast Surg. **70**(4)：469-477, 2017.
7) Kimura, N., et al.：Free microdissected thin groin flap design with an extended vascular pedicle. Plast Reconstr Surg. **117**(3)：986-992, 2006.
8) Narushima, M., et al.：Supermicrosurgical reconstruction for congenital aural atresia using a pure skin perforator flap：concept and long-term results. Plast Reconstr Surg. **131**(6)：1359-1366, 2013.
9) Narushima, M., et al.：Surgical treatment and pathological findings of venous malformations involving a nerve. J Reconstr Microsurg Open. **01**(02)：122-124, 2016.
10) Iida, T., et al.：A free vascularised iliac bone flap based on superficial circumflex iliac perforators for head and neck reconstruction. J Plast Reconstr Aesthet Surg. **66**(11)：1596-1599, 2013.

好評書籍

複合性局所疼痛症候群（CRPS）をもっと知ろう
―病態・診断・治療から後遺障害診断まで―

編集　堀内行雄（川崎市病院事業管理者）

日常診療で鑑別に頭を悩ませたことはありませんか？

治療に難渋する「痛み」を伴うCRPSの"今"をわかりやすくまとめました．診断や治療にとどまらず、後遺障害診断や類似疾患まで網羅！早期診断・早期治療のための必読書です！！

オールカラー　B5判　130頁　定価（本体価格　4,500円＋税）

＜目次＞
Ⅰ．病　態
　CRPS：疾患概念の変遷と最新の研究動向
Ⅱ．診　断
　CRPS診断の実際―判定指標と診療方針の概論―
　CRPSの画像診断―BMD計測およびMRSによる診断―
Ⅲ．治　療
　早期CRPSの考え方とその対策―超早期ステロイド療法の実際を含めて―
　CRPS様症状を訴える患者への精神科的アプローチ―鑑別診断も含めて―
　CRPSの薬物療法―病状，病期による薬物の選択―
　CRPSに対する漢方治療の実際
　CRPSのペインクリニックにおける治療―早期治療と慢性疼痛対策―
　温冷交代浴の理論と実際
　CRPSに対するリハビリテーションの実際
　CRPS typeⅡの手術療法
　CRPSに対する手術治療―病態別治療と生体内再生治療―
Ⅳ．後遺障害
　CRPSの後遺障害診断―留意点とアドバイス―
Ⅴ．関連・類似疾患
　採血による末梢神経損傷とCRPS
　ジストニアの診断と治療
　線維筋痛症（機能性疼痛・中枢機能障害性疼痛）の診断と治療，診断書記載

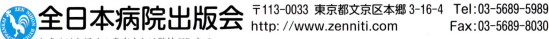

全日本病院出版会　〒113-0033　東京都文京区本郷3-16-4　Tel:03-5689-5989
http://www.zenniti.com　　Fax:03-5689-8030

お求めはお近くの書店または弊社HPまで

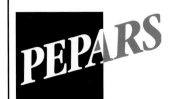

◆特集/ベーシック&アドバンス 皮弁テクニック
腸骨弁・腸骨皮弁

宮内律子[*1] 村上隆一[*2]

Key Words：血管柄付き腸骨移植(vascularized iliac bone graft)，深腸骨回旋動脈(deep circumflex iliac artery)，上行枝(ascending branch)，頭頸部癌(head and neck cancer)，骨移植(bone graft)

Abstract　血管柄付き腸骨弁，腸骨皮弁は厚みと幅のある大きな骨が採取でき，血管茎も長く，皮弁採取部は目立たない部位であり，仰臥位では体位変換も不要であるため，頭頸部再建を中心として有用な骨皮弁の1つである．
　本稿では血管解剖，皮弁挙上の要点について述べる．また深腸骨回旋動脈の穿通枝を温存し皮弁を挙上した症例についても供覧する．

はじめに

　血管柄付き腸骨弁，腸骨皮弁は下顎，上顎や脛骨の複合組織欠損の再建に，腓骨皮弁，肩甲骨皮弁とともに適応される皮弁である．深腸骨回旋静脈を茎とする腸骨皮弁は1979年にTaylorらにより初めて報告された[1)2)]．腸骨皮弁は血流が安定しており，血管茎も長く採取部も目立たない部位であるため有用な皮弁である．本稿では血管柄付き腸骨弁，腸骨皮弁に関して解剖と挙上法について詳述する．

解　剖

1．皮弁サイズについて

　腸骨稜上の皮膚の血行は腸骨稜の2.5 cm以内で内外腹斜筋を穿通するmusculocutaneous perforatorにより栄養されているとされる．それらのperforatorは腸骨稜の内側を走行する深腸骨回旋動脈(DCIA)から分岐する．皮島は上前腸骨棘(ASIS)から腸骨稜上に8 cm幅で15～20 cmまで挙上可能とされている．骨は幅3～4 cm，長さは10～12 cmまで採取可能である．

2．血管解剖

　DCIAは鼠径靱帯のレベルで外腸骨動脈もしくは大腿動脈より分岐し，腹横筋筋膜下を外側に走行する．同じレベルで下腹壁動脈や浅腸骨回旋動脈が分岐している．DCIAは5～7 cmほど上前腸骨棘の方向に外側に走行し，これに至る前に頭側に上行枝を分岐する．上行枝は腹横筋を貫き，これと内腹斜筋との間を走行する．この上行枝は筋肉を主に栄養し，骨と皮膚の血流には関与していない．
　本幹は，上前腸骨棘部にて腹横筋膜を穿通し，横筋筋膜と腸骨筋膜の付着部からなる線維性のトンネルに入り，鼠径靱帯の後方端から腸骨窩縁に沿って骨に隣接し走行する．その際腸骨内板に複数の小枝が分岐し，骨を栄養した後，腸腰動脈と吻合する．DCIAの起始部の口径は平均2～3 mmである．
　静脈系は動脈と伴走し，外腸骨静脈に流入する前に1本に合流する(合流するまでの距離は1～4 cm，平均2 cm)．静脈本幹の口径は2～6 mm(平均4 mm)である．大腿外側皮神経は腰神経叢より起こり，腸骨筋上筋膜下を外側下方に走行し，上

[*1] Ritsuko MIYAUCHI，〒747-8511　防府市大崎77　山口県立総合医療センター形成外科，診療部長
[*2] Ryuichi MURAKAMI，山口県立総合医療センター，参与／同センター形成外科

前腸骨棘内側で鼠径靱帯下と DCIA を横切って，大腿外側皮下に分布する[3].

術前準備・皮弁デザイン

まず左右どちらの皮弁を採取するか，欠損の形態と腸骨の弯曲，血管茎とレシピエント血管との関連，皮島や筋弁を使用する場合の位置関係を考慮し左右を決定する.

術前準備として，サウンドドップラーを用いて DCIA の走行を，手術時と同じ体位で行う．仰臥位で腰下に枕を挿入し，確認を行う．皮弁デザインにあたり，外腸骨動脈，鼠径靱帯，上前腸骨棘，恥骨の位置を確認する.

皮島を付ける場合は上前腸骨棘から肩甲骨下端を結ぶラインを長軸として腸骨稜上，上前腸骨棘より外側の位置で皮弁をデザインする.

DCIA の走行にあわせて，鼠径靱帯に沿ってこれより 1 cm 頭側に外腸骨動静脈の位置まで切開線を予定する.

皮弁挙上方法

1．DCIA の確認，剝離

切開は鼠径靱帯の 1 横指頭側で，外腸骨動脈から上前腸骨棘にかけての切開から開始する．横筋筋膜を切開し，まず外腸骨動脈より DCIA の分岐部を確認し，次いで末梢に剝離を進めて内腹斜筋に向かう上行枝を見つける．上行枝は腹横筋を貫いて内腹斜筋の裏面を樹枝状に広がりこれを栄養する.

内腹斜筋弁を骨弁と共に挙上する場合は，腸骨稜内側で外腹斜筋を切離した後，内腹斜筋を内側まで剝離し，内腹斜筋と腹横筋間を分離し皮弁に含める．上行枝と共に，腸骨稜に分岐する本幹の走行を骨切り部まで確認しておく.

伴走静脈も同様に，外腸骨静脈の流入部まで剝離を行う．その際血管壁が薄いため慎重な剝離を要する．また上前腸骨棘部では外側大腿皮神経が DCIA を横切るように走行するため，これを傷害しないように注意深い剝離が必要となる.

2．腸骨皮弁の挙上

鼠径靱帯上の切開より連続して，皮島内側の切開から行う．外腹斜筋膜上で皮島を栄養する穿通枝が確認できればこれを温存し，腸骨稜から 3, 4 cm 程度内側で外腹斜筋，内腹斜筋，腹横筋を切離する．腹横筋まで切離すると横筋筋膜がでるので，これを内側に剝離し，腸骨筋との境界部近くでこれを切開すると腹壁外脂肪層に入る．腸骨稜内側面に沿って腸ベラでよけると腸骨筋膜が露出する．DCIA 本幹の走行が確認できないこともある．血管柄は横筋筋膜と腸骨筋膜の境界から腹横筋側を走行するので，これら境界部より 1 cm 程度下方でこれと平行に腸骨筋をエレバトリウムなどで切離し，腸骨内面を露出する．次に皮弁外側を切開し，腸骨稜外側部の処理を行う．腸骨稜外側に付着する中殿筋，大腿筋膜張筋を切離し，骨切りに必要な範囲の骨膜下剝離を行い，腸骨外板を露出する．採取する骨弁の長さを確認し，骨切り部の両端の腸骨稜の剝離を行う．上前腸骨棘と鼠径靱帯付着部は骨切りに含めないように設定するが，骨切り部の処理時に DCIA 本幹を損傷しないよう注意深い剝離が必要である.

3．骨切り

両端の腸骨稜骨切りラインが設定できたら，DCIA を保護しながら電動鋸もしくはノミで骨切りを行う．基本的には上前腸骨棘，鼠径靱帯は温存する．骨切りラインを設定し，腸骨稜上に垂直に必要な幅まで切断し，内板，外板を弯曲したノミもしくはオシレーティングソーで水平方向に切離する．ノミでの骨切りの際，骨皮質の薄い患者や脆い患者では，温存する周囲骨の骨折を起こさないよう愛護的な操作を要する.

4．創の閉鎖

骨皮弁採取後は止血を確認し，必要であれば骨切り断端面を骨ロウで止血するが最小限とする．腹壁ヘルニアを予防するため，腹横筋膜と腸骨筋膜，腹壁筋群と中殿筋，大腿筋膜張筋をそれぞれ縫合する．持続陰圧ドレーンを皮下に留置し閉創する.

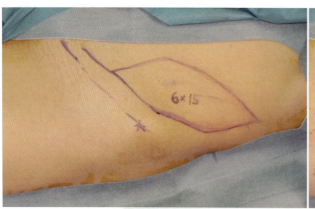
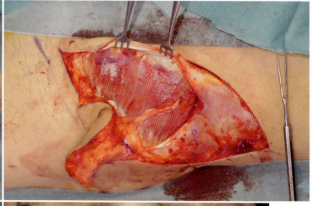
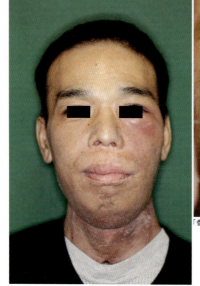
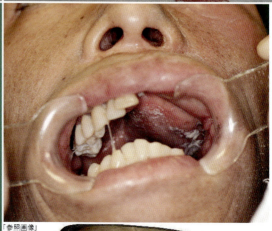
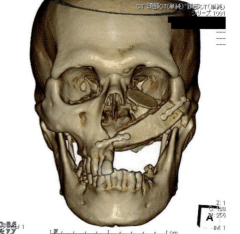

図 1.
症例 1：47 歳，男性．左上顎癌
　a：皮島のデザイン
　b：外腹斜筋膜を切開．内腹斜筋上を穿通する穿通枝を確認
　c，d：術後 4 か月の状態．頰部の輪郭が再現されている．
　e：術後 CT．頰骨と眼窩底の再建を行った．

症例 1（図 1）：47 歳，男性．左上顎癌

　左上顎癌（T4aN2cM0）と診断され，眼窩下壁を含む上顎全摘術，両側頸部郭清術を施行．口蓋の欠損は軟口蓋まで含まれていたため，血管柄付き腸骨皮弁にて口蓋再建を施行した．

　外腹斜筋上で皮弁内に穿通枝を確認し，これを温存するように外腹斜筋，内腹斜筋を切離．穿通枝を中枢側に追跡したが，DCIA には連続しておらず，SCIA の方向に走行していた．

　そのため穿通枝は大腿三角移行部で切離して DCIA の枝と吻合，静脈は DCIA の伴走静脈と端側吻合した．8.5 cm の腸骨皮弁を採取した．

　腸骨皮弁を欠損部に移植しプレート固定．浅側頭動脈，中側頭静脈と DCIA，V を吻合した．また眼窩底には遊離腸骨を移植した．術後は口蓋の皮島をモニターとした．術後皮弁は良好に生着し

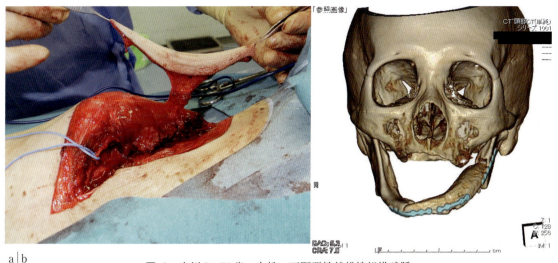

図 2. 症例 2：71 歳, 女性. 下顎悪性線維性組織球腫
a：皮島を挙上したところ
b：術後 4 か月後の CT. 骨癒合は良好である.

たが，口蓋面の皮弁はやや厚く，下垂傾向である.

症例 2（図 2）：71 歳, 女性. 下顎悪性線維性組織球腫（MFH）

顎下部の MFH 再発の患者．下顎浸潤を認め，耳鼻科で左下顎角部から右下顎正中を越える領域を切除，おとがい部皮膚切除を施行した．

右側より腸骨皮弁を挙上した．外腹斜筋膜上で皮弁に入る穿通枝を確認．腹壁筋群から剝離し追跡したところ，DCIA 本幹に合流していた．

骨切りは 10 cm 採骨予定とした．皮弁は皮島側がおとがいの皮膚側に，腸骨稜，内腹斜筋弁が口腔底に入るように設置した．血管吻合は左上甲状腺動脈，内頸静脈と吻合した．腸骨は 1 か所骨切りを行い，プレート固定した．術後皮弁の血流は良好で，術後 3 か月現在，良好な骨癒合を認める．術後大きな合併症なく経過した．

血管柄付き腸骨皮弁の利点と問題点

1．利　点

- 血管柄が吻合に適した口径であり，長さも 5〜8 cm と比較的長い．骨固定部や皮弁から離れた部位で吻合できる．
- 広範囲の骨欠損に対応可能であり，Taylor は平均 10.6×3.6 cm の骨弁，18×7 cm の皮弁が採取可能と報告している[1)2)]．
- 骨への血行が安定しており，living bone における骨癒合と同程度と報告されている．
- 採取部が目立ちにくい部位である．
- 骨採取部が広いため，血管柄付き骨弁採取と同時に遊離骨の採取も可能である．また腹壁筋群や筋膜，神経などと同時採取することができ，複雑な組織欠損の再建に対処可能である．

2．問題点とその対策

- 腹壁，腸骨内側の層構造や，血管茎と大腿外側皮神経の走行の関係について，解剖を熟知しておくことが重要で，慣れるまでに手術時間を要する．また頻度は少ないが上行枝の欠損や走行に変異があることがあり，術前にドップラーなどで確認を行う．
- 腹壁筋群と皮島をすべて含めて挙上する場合は皮弁が bulky となる．また皮島の血流が不安定なことがある．
- 術後疼痛や，外側大腿皮神経領域の疼痛の訴えがあることがある．
  周囲の骨折や神経損傷に十分注意が必要であるが，そのようなことがない場合でも疼痛が持続することがあり，術前説明と術後のリハビリ，投薬治療について念頭に置いておく．
- 合併症として術後出血や周囲骨の骨折，腹壁ヘルニアがある．閉創時の念入りな止血と腹壁縫合，術後圧迫処置を行い，ヘルニア予防にガードルやショートパンツで圧迫を継続する．

考 察

 腸骨領域を用いた再建は，1979 年の Taylor の報告以来，頭頸部や下肢の再建に適用されており，それ以降も血管解剖や再建について報告がなされている．腸骨の 3 次元的弯曲は下顎骨や上顎骨欠損の再建に適しており[13]，筆者らも Brown らの報告[10]を参考とし，内腹斜筋弁付き腸骨移植を上顎再建に好んで用いている[11][12]．

 一般的には深腸骨回旋動静脈(DCIA)が血管柄として使用されるが，皮弁の栄養血管である DCIA から皮膚への血行は不安定であり，皮島を有する皮弁として挙上するには一般的には 3，4 cm 幅の腹壁筋群を付着させることが推奨されている．そのため，皮膚軟部組織が厚くなりすぎることが問題となる．

 その問題に対応するため，Kimata ら[4][5]，Bergeron ら[6]は DCIA 本幹から皮膚を栄養する穿通枝について詳細な血管解剖や症例報告を行っている．Kimata らは DCIA の穿通枝は腸骨稜の 1～2 cm 頭側，上前腸骨棘の約 5 cm 後方に優位な物が存在するとし，10 例中 7 例でドップラーにて確認，7 例中 5 例で径 1 mm の穿通枝を挙上，7 例中 2 例で 0.5 mm の径を確認したが 1 例は剝離困難であったと報告している．また Bergeron らは 6 検体 12 対の解剖，造影検査，墨汁染色による DCIA と SCIA の染色領域の調査を行った．その結果穿通枝は 1 例を除く 92%に存在し，上前腸骨棘から 5～11 cm 後方，腸骨棘より 1～35 mm の領域に優位な血管が存在したと報告している．

 DCIA の血管走行についての近年の報告では，Ghassemi らが 78 例 156 対の解剖，60 例の臨床症例で DCIA の走行パターンについて調査し，タイプ分類している[7]．92%は DCIA が 1 本外側に走行し，ascending branch と horizontal branch へ分岐しこれをサブタイプに分類している．次に多い走行パターンが horizontal branch と ascending branch の共通幹がごく短いもので，全体の 4%であったと報告している．

 皮島血流を安定させる方法として，DCIA の上行枝と皮弁内に含めておいた浅腸骨回旋動脈に静脈移植を行う方法(Chen ら)が報告されている[8]．また Koshima らは，上行枝と浅腸骨回旋動脈穿通枝を端々吻合し良好な結果を報告している[9]．

 筆者らは，術前の DCIA と上行枝の確認として，サウンドドップラーやエコーを使用している．その他にも血管走行の評価としては，近年 MDCT やその解析技術が進歩しており，末梢血管の画像化やマッピングが可能となってきており，DCIA についても応用できないか検討を行っている．

 腸骨皮弁は確立された手術法だが，皮弁挙上時の難しさとしては，上行枝と DCIA 分岐部の血管剝離と，ほぼ同じ部位に外側大腿皮神経(LFCN)が走行しており，この領域の剝離について，解剖の熟知と経験が必要であることと思われる．LFCN は通常鼠径靱帯の深部，上前腸骨棘の内側を走行し大腿部では縫工筋上を走行する[14]．走行のバリエーションとして，Carai らによると，観察した LFCN のうち 88.5%は大腿部において筋膜下を走行し，下方外側方向に向かうものが 87%であったが，11.5%は内側方向に向かっていたと報告している．また LFCN が骨盤内から出る位置についてもバリエーションがあったと報告している[15]．

結 語

 深腸骨回旋動静脈を茎とした腸骨皮弁について解説した．

 腸骨は採取部が目立たず，採取部の犠牲が少なく，広範囲な骨を採取可能であり有用な再建材料と考えられる．しかしながら，体型によっては皮島と筋肉組織の容積が大きくなったり，また皮島の血流が不安定であることから，薄い皮膚軟部組織が必要な場合や，血流の安定した皮膚軟部組織が必要な場合は前述のような追加吻合を行ったり，他の皮弁を組み合わせる計画が必要となる．

 ヘルニアや術後疼痛などの合併症が問題となるが，解剖の熟知とともに骨切り時の愛護的な操作

や，丁寧な閉創処置を行うことが予防に大切である．患者の年齢や性別，体型，欠損領域などを考慮し，適応や再建法を検討することが重要である．

参考文献

1) Taylor, G. I., et al. : Superiority of the deep circumflex iliac vessels as the supply for groin flaps, clinical work. Plast Reconstr Surg. **64** : 745-759, 1979.
   Summary　DCIA を茎とした腸骨皮弁の詳細な挙上法と症例が報告されている．
2) Taylor, G. I., et al. : Superiority of the deep circumflex iliac vessels as the supply for groin flaps, experimental work. Plast Reconstr Surg. **64** : 595-604, 1979.
3) Serafin, D. : The groin-iliac crest-deep circumflex iliac flap. Atlas of Microsurgical Composite Tissue Transplantation. p. 525-535, WB Saunders, Philadelphia, 1996.
   Summary　DCIA による腸骨移植について，解剖と挙上法が詳細に記載．
4) Kimata, Y., et al. : Deep circumflex iliac perforator flap with iliac crest for mandibular reconstruction. Br J Plast Surg. **54** : 487-490, 2001.
5) Kimata, Y. : Deep circumflex iliac perforator flap. Clin Plast Surg. **30** : 433-438, 2003.
6) Bergeron, L., et al. : The anatomical basis of the deep circumflex iliac artery perforator flap with iliac crest. Plast Reconstr Surg. **120**(1) : 252-258, 2007.
7) Ghassemi, A., et al. : Variants of the supplying vessels of the vascularized iliac bone graft and their relationship to important surgical landmarks. Clin Anat. **26** : 509-521, 2013.
   Summary　DCIA を含めた，腸骨領域の血管系の走行パターンについて分類．
8) Chen, H. C. : Discussion : The groin-iliac crest deep circumflex iliac flap. Atlas of Microsurgical Composite Tissue Transplantation. p. 532-535, WB Saunders, Philadelphia, 1996.
9) Koshima, I., et al. : Sequential vascularized iliac bone graft and a superficial circumflex iliac artery perforator flap with a single source vessel for established mandibular defects. Plast Reconstr Surg. **113**(1) : 101-106, 2004.
10) Brown, J. S. : Deep circumflex iliac artery free flap with internal oblique muscle as a new method of immediate reconstruction of maxillectomy defect. Head Neck. **18** : 412-421, 1996.
    Summary　内腹斜筋弁付き腸骨移植を用いた上顎欠損の再建の報告．
11) 宮内律子，村上隆一：【上顎癌治療の最前線】腸骨を用いた上顎再建―内腹斜筋弁による口蓋再建について―．形成外科．**59** : 377-386, 2016.
12) 村上隆一，田中克己：【整形外科手術に役立つ皮弁とそのコツ】Ⅲ．遊離皮弁；3. 血管柄付き骨移植；c. 血管柄付き腸骨移植．MB Orthop. **21**(5) : 169-175, 2008.
13) Urken, M. L., et al. : The internal oblique-iliac crest osseomyocutaneous free flap in oromandibular reconstruction. Report of 20 cases. Arch Otolaryngol Head Neck Surg. **115** : 339-349, 1989.
14) Doklamyai, P., et al. : Anatomy of the lateral femoral cutaneous nerve related to inguinal ligament, adjacent bony landmarks, and femoral artery. Clin Anat. **21** : 769-774, 2008.
15) Carai, A., et al. : Anatomical variability of the lateral femoral cutaneous nerve : finding from a surgical series. Clin Anat. **22** : 365-370, 2009.

好評書籍のご案内

カラーアトラス
乳房外Paget病
―その素顔―

著者：熊野公子、村田洋三
　　　（兵庫県立がんセンター）

目　次

第Ⅰ章　乳房外 Paget 病と serendipity の世界
第Ⅱ章　乳房外 Paget 病の興味深い基礎知識
第Ⅲ章　乳房外 Paget 病の素顔に出会う術
第Ⅳ章　男性の外陰部乳房外 Paget 病の臨床パターン
第Ⅴ章　女性の外陰部乳房外 Paget 病の臨床パターン
第Ⅵ章　発生学から乳房外 Paget 病を俯瞰する：多様な皮疹形態の統一的理解
第Ⅶ章　外陰部以外の乳房外 Paget 病の特徴
第Ⅷ章　稀に出会う興味深い症例
第Ⅸ章　乳房外 Paget 病の鑑別診断
第Ⅹ章　乳房外 Paget 病の手術治療の進め方
第Ⅺ章　進行期の乳房外 Paget 病の話題

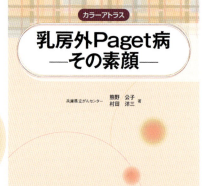

B5 判　オールカラー　252 ページ
定価（本体価格 9,000 円＋税）
ISBN：978-4-86519-212-4 C3047

　乳房外 Paget 病とは何か？　謎に満ちたこの腫瘍の臨床的課題に長年にわたって全力をあげて取り組み、数々の画期的業績を上げてこられた著者らが待望の書籍を刊行した。臨床に即した実践的内容の書物であるが、最近はやりの安直・マニュアル本とはまったく異なる。本書は乳房外 Paget 病を扱いながらも、その思想は広く医療の全般に通底する。皮膚腫瘍学のみでなく、臨床医学の思考能力を深め、実践的力量を高めるうえで必読の名著である。

（斎田俊明先生ご推薦文より抜粋）

　本書は熊野公子、村田洋三の名コンビによるおそらく世界初の、Paget 病に関する総説単行本である。最近は EBM（Evidenced Based Medicine）という言葉がはやりだが、私（大原）は文献報告を渉猟・集積しただけでは真の EBM ではないと考えている。本書のように、長年にわたる多数例を自らが経験すればこそ、そのなかから普遍的な真理が演繹的に導き出されるのである。両先生のライフワークである本書の完成を心から喜ぶものである。

（大原國章先生ご推薦文より抜粋）

全日本病院出版会

〒113-0033　東京都文京区本郷 3-16-4
Tel：03-5689-5989　　Fax：03-5689-8030
http://www.zenniti.com

◆特集/ベーシック&アドバンス 皮弁テクニック

会陰部の皮弁

安倍吉郎[*1]　橋本一郎[*2]

Key Words：会陰部再建(perineal reconstruction)，骨盤内臓全摘術(pelvic exenteration)，殿溝皮弁(gluteal fold flap)，内陰部動脈穿通枝皮弁(internal pudendal artery perforator flap)，薄筋皮弁(gracilis myocutaneous flap)

Abstract 会陰部は解剖学的に複数の臓器を含んでおり，会陰部臓器の切除および再建の際には，これらの機能性および整容性を考慮した手術手技が望まれる．会陰部の再建に使用される皮弁は，腹部，会陰部および殿部，大腿部の3か所から採取でき，会陰部の欠損範囲と採取する皮弁に含まれる組織量などを考慮して，使用する皮弁を選択する．会陰部の欠損が骨盤内に及ぶ場合には，骨盤死腔炎を防止するために十分な組織量をもつ皮弁を選択することが重要である．腹直筋皮弁や殿溝皮弁，薄筋皮弁，外側広筋を付着させ複合皮弁とした前外側大腿皮弁などが相当する．特に殿溝皮弁は，皮弁のボリューム調整が容易であることと，採取部の瘢痕が目立たないこと，左右対称な再建が可能であることなどから，会陰部の再建において応用範囲の広い皮弁である．

はじめに

会陰部は解剖学的に複数の臓器を含んでおり，会陰部臓器の切除および再建の際には，これらの機能性および整容性を考慮した手術手技が望まれる．会陰部の再建に使用される皮弁は，採取部位から主に3つに分類される．1つ目は腹部からの皮弁であり，腹直筋皮弁および深下腹壁動脈穿通枝皮弁などがそれに該当する．2つ目は会陰部および殿部からの皮弁であり，殿溝皮弁や内陰部動脈穿通枝皮弁，大殿筋皮弁が使用される．3つ目は大腿からの皮弁であり，薄筋皮弁や大腿筋膜張筋皮弁，後大腿皮弁，前外側大腿皮弁など，数種類の皮弁が存在する．会陰部はこれら複数の有茎皮弁の中から選ぶことができるため，遊離皮弁が第一選択となることは少ない．本稿では，会陰部の閉鎖に用いられる有茎皮弁の基本手技と臨床応用を中心に述べる．

会陰部再建の皮弁選択に関するアルゴリズム

会陰部を再建する際には，組織欠損の範囲と必要とされる組織量によって使用する皮弁を選択する．腹部，会陰部および殿部，大腿部の3つの部位から採取できる代表的な皮弁について，皮弁に含まれる組織量と主に適用される欠損範囲を図1に示した．この中では，会陰部の組織欠損の範囲が恥骨結合より頭側まで及ぶ場合を upper regions とし，恥骨結合から肛門部までの範囲を middle regions，肛門部から殿部にかかる範囲を lower regions と分類した．実際に皮弁を選択する際には，これらの要素以外にも皮弁栄養血管の損傷の有無や放射線照射の有無，人工肛門造設の有無などの要素を考慮し，さらに患者の全身状態や体位変換に伴う手術時間の延長の是非なども考慮される．特に若い患者では，再建部および皮弁採取部の整容的要素や，性交が可能かどうかなどの機能的要素も重要である．

切除が会陰部表層にとどまらず骨盤内臓全摘術

[*1] Yoshiro ABE，〒770-8503 徳島市蔵本町3-18-15 徳島大学大学院医歯薬学研究部形成外科，准教授
[*2] Ichiro HASHIMOTO，同，教授

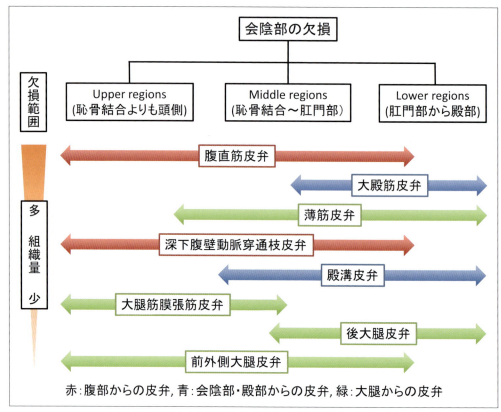

図 1. 会陰部の再建に使用される皮弁
会陰部の再建に使用される代表的な皮弁を示す．会陰部の欠損範囲と使用する皮弁に含まれる組織量および採取部位などを参考に，再建に使用する皮弁を選択する．

まで行われた場合，骨盤内に生じた広範な組織欠損により骨盤死腔炎が致命的となることがある．骨盤内臓全摘術後に皮弁を用いて閉鎖した場合と一期的に縫合閉鎖した場合では，皮弁を用いて閉鎖した方が致命的な合併症が少ないとの報告が多い[1)2)]．骨盤底筋群が欠損する場合には筋緊張を考慮した再建が必要であり，十分な組織量を持つ筋皮弁が望ましいとする報告もある[3)]．

会陰部の再建に用いられる代表的皮弁の基本手技と臨床応用

1．腹部からの皮弁
・腹直筋皮弁および深下腹壁動脈穿通枝皮弁

腹直筋皮弁は会陰部の再建に用いられる代表的な皮弁の 1 つであり，筋皮弁とすることで十分な組織量を有することから，特に会陰部の広範な組織欠損に用いられることが多い[2)]．筋体を含まない深下腹壁動脈穿通枝皮弁は，腹直筋の犠牲が少ないため妊娠を希望する女性でも可能だが，筋皮弁に比べると手技がやや煩雑になるほか，採取できる組織量が少なくなることに留意する．皮弁挙上の詳細は他稿に譲るが，会陰部の再建には深下腹壁動脈を栄養血管とした下方茎の縦軸型，もしくは傍臍穿通枝と肋間動脈外側皮膚穿通枝との吻合領域を含めた斜軸型皮弁として採取することが多い[4)]．縦軸型の腹直筋皮弁は腹直筋の走行に沿って皮島を作成することから，横軸型の腹直筋皮弁よりも多くの穿通枝を含むため皮弁の血行がよい．通常片側の血管茎で白線を跨いだ反対側の皮膚も相当量栄養されるため，恥骨結合から肛門周囲までの広範な欠損が再建可能であり，骨盤内臓全摘術後の再建にも用いられる．その際，皮弁は骨盤内を通して会陰部に移動させるが，深下腹壁動脈が筋体内に流入する位置よりも尾側の腹直筋を切離すると移動の自由度が増す．直腸の切除に伴い腹部に人工肛門を造設する場合は，皮弁採

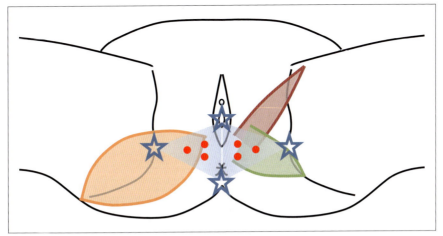

図 2. 内陰部動脈穿通枝皮弁デザインのバリエーション
☆印(腟, 坐骨結節, 尾骨)を結ぶ三角内(坐骨直腸窩)に内陰部動脈の穿通枝(赤点)が複数本存在する.
橙:propeller 型(殿溝皮弁)　赤:transposition 型　緑:advancement 型

取部の縫合部が便で汚染されないように，人工肛門を皮弁採取部とできるだけ離れた位置に造るよう消化器外科と打ち合わせする必要がある．

2．会陰部および殿部からの皮弁

・殿溝皮弁(gluteal fold flap)

会陰部周辺には内陰部動脈の穿通枝が複数本あるため，これらを使用することで安定した血行をもつ多彩な皮弁作成が可能である[5)6)]．内陰部動脈穿通枝皮弁の 1 つである殿溝皮弁は，皮弁の長軸を殿溝に一致させるため瘢痕が目立ちにくく，なおかつ下着で隠れるため優れた整容性が得られる．一方で，坐位の時には瘢痕部に荷重がかかるため，時に不快感や疼痛を訴えることがある[7)]が，通常これらの症状は時間の経過とともに緩和される．殿溝皮弁の栄養血管は，腟と坐骨結節および尾骨を結ぶ三角形で形成される坐骨直腸窩の中に含まれ，同部位を pivot point とすることで肛門周囲から恥骨結合付近までの再建が可能である．広汎外陰切除の際には，両側に殿溝皮弁を作成することで，良好な左右の対称性が得られる．

<手術時の注意点>

手術の際には殿溝の位置をあらかじめマーキングしておき，砕石位をとる時に仙骨部の下にタオルなどを挿入してできるだけ殿溝を見えやすくしておく．通常殿溝部を皮弁の中心軸としてデザインし，幅 5～7 cm 程度，長さ 15～18 cm 程度までは皮弁の血行は良好である．皮弁は外側から挙上するが，坐骨結節より内側では筋膜は存在せず，栄養血管である内陰部動脈の穿通枝が脂肪組織内を走行する．これらをできるだけ温存するために脂肪組織を鈍的に剝離するが，通常穿通枝は複数本あるため，必要ならば皮弁の血行を確認しながらこれらを結紮し，さらに内側に剝離を進める．皮弁が緊張なく移動できれば穿通枝を直視する必要はなく，pivot point 付近の脂肪組織はあまり剝離せずに移動できることが多い．皮弁の末梢は薄層化が可能であり，欠損の大きさに合わせて適宜皮弁のボリュームを調整する．殿溝部は坐位の際に緊張がかかりやすいため，皮下縫合および真皮縫合を十分に行い術後の創離開を防止する．術後 10～14 日間は床上で下肢架台を用いて股関節を軽度開排し，縫合部にかかる緊張を緩和するとともに皮弁の血管茎が圧迫されないように配慮する．

・内陰部動脈穿通枝皮弁

殿溝部以外の会陰部や大腿部からも，内陰部動脈穿通枝を栄養血管とする皮弁採取が可能である[8)～10)]．本皮弁はデザインによって，1)propeller 型，2)transposition 型，3)advancement 型の 3 パターンに分けられ，先述の殿溝皮弁は propeller 型に相当する[8)] (図 2)．これらの皮弁はそれぞれ会陰部の組織欠損の位置と深さ応じて使い分ける．一般的に propeller 型の方が移動の自由度が

増すが，欠損が腟口から外陰部頭側に限局する場合は，皮弁を大腿内側にデザインした transposition 型でも十分な再建が可能である．欠損が腟や肛門周辺にあり，なおかつ深部まで達しない場合には advancement 型を選択することもあるが，頭側寄りの欠損では皮弁の移動距離が不足しやすいことに注意する．

3．大腿からの皮弁

・薄筋皮弁

外陰部の再建に用いられる皮弁としては，以前より薄筋皮弁が標準的な術式とされてきた[11]．筋肉を含ませることで骨盤内の死腔充塡にも利用でき，幅 8 cm 程度なら一期的に縫縮できるため，会陰部再建に有用な皮弁の一つである．薄筋は主要血管である内側大腿回旋動脈からの分枝と，それ以外の大腿動脈や閉鎖動脈からの分枝で栄養されるが，会陰部の再建に用いられるのは主に内側大腿回旋動脈の分枝である．この血管は長内転筋と大内転筋の筋間を走行し，恥骨から約 8〜10 cm 尾側で筋体内に流入する．一方，薄筋上の皮膚の血行は大腿近位 2/3 が良好とされ，大腿遠位 1/3 は薄筋上を縫工筋が走行するため血行が不安定とされる．

＜手術時の注意点＞

手術は砕石位で行われるのが一般的だが，その際に筋肉が弛緩し薄筋の位置が後方にずれやすい．そこで，あらかじめ股関節および膝関節を伸展し，薄筋を緊張させた状態で皮島をデザインするようにする．恥骨結合と脛骨内側上端の鵞足部を結ぶ線を薄筋の走行の目安にするが，大腿内側部で薄筋よりも表層に触れる長内転筋と混同しないように注意する．皮島の前縁から切開して薄筋を確実に同定するとともに，皮弁の血行を損なわないよう筋体と皮島の間にある結合組織を温存する．皮弁の移動の際には，筋体の近位を切離すると自由度が高くなる．

・前外側大腿皮弁

前外側大腿皮弁は主に遊離皮弁として用いられ，頭頸部再建における標準的皮弁の一つとなっているが，有茎皮弁としても広範な腹壁再建や会陰部の再建に使用されている[12]．本皮弁は外側大腿回旋動脈(lateral circumflex femoral artery；以下，LCFA)の分枝から発生する皮膚穿通枝に栄養されるが，LCFA は解剖学的変異が多いことが知られている．詳細は他稿に譲るが，採取可能な皮弁の面積は広く，優位な穿通枝 1 本で長さ 20〜25 cm，幅 15〜20 cm 程度の皮弁を採取できる．骨盤内臓全摘術後の再建に用いる際には，外側広筋を含んだ複合皮弁とし，骨盤内の死腔を筋体で充塡することも可能である．

＜手術時の注意点＞

会陰部を再建する時は鼠径部を通して皮弁を移動させる都合上，LCFA を大腿直筋筋枝の分岐部付近まで剝離する必要がある．

皮弁が届きにくい場合は血管クリップでこの筋枝を一定時間クランプし，大腿直筋の血行を確認してから切離する．挙上した皮弁をそのまま会陰部の欠損部に移動させると，大腿直筋裏面にある LCFA の近位部が過屈曲するほか，股関節の外転時に血管が牽引される恐れがある．そのため，皮弁を大腿直筋と縫工筋の裏面を通して会陰部に引き出すようにすると，血管の過屈曲を防ぐことができる．この方法により，肛門部から殿部付近まで血管の長さに余裕を持った状態で，皮弁を移動させることができる．

症　例

症例 1：52 歳，女性，子宮体癌再発(図 3)

子宮体癌の再発に対し，婦人科と消化器外科で子宮と直腸を含む後方骨盤内臓全摘術を行った．骨盤死腔炎を防止するために，両側の殿溝部に 15×5 cm の殿溝皮弁をデザインした．坐骨直腸窩まで皮弁を剝離・挙上した後，皮弁末梢を 10 cm 程度脱上皮し，約 180° 回転させて骨盤内に充塡した．直腸切断時に直腸周囲の軟部組織も切除されていたが，皮弁の血行は末梢まで良好であった．皮弁は全生着し，感染症などの合併症を認めなかった．術後半年が経過し，長時間の座位でも痛みの訴えは少ない．

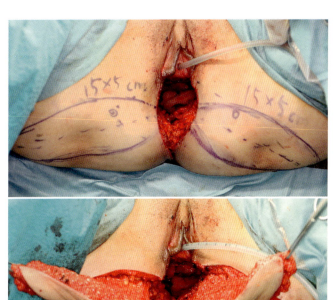
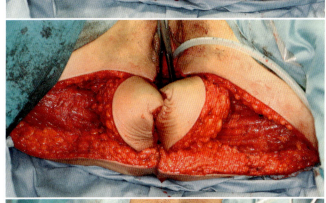
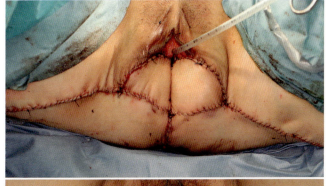
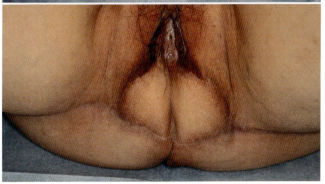

図 3.
症例1：52歳，女性．子宮体癌再発
　a：後方骨盤内臓全摘術が行われた後，両側殿溝部に15×5 cmの殿溝皮弁をデザインした．
　b：内陰部動脈穿通枝を含んだ坐骨直腸窩の脂肪組織を温存し，皮弁を末梢から挙上した．
　c：皮弁末梢部分を脱上皮し，約180°回転させて骨盤内に充填した．
　d：手術終了時
　e：術後半年経過時．座位時の痛みも少ない．

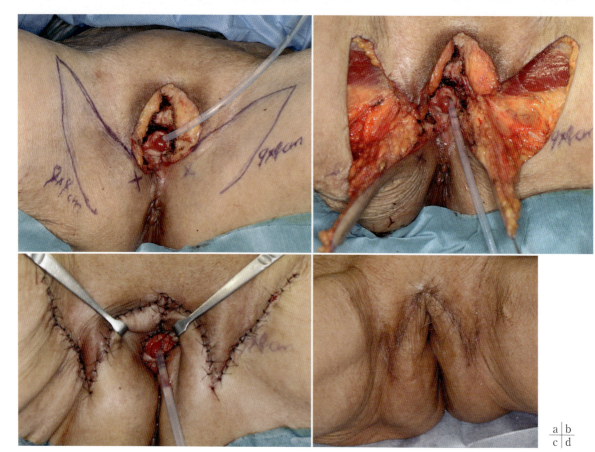

図 4. 症例 2：86 歳，女性．外陰部有棘細胞癌
　a：腟口および外尿道口を温存して腫瘍を切除した後，両側大腿に 9×4 cm の
　　 transposition 型の内陰部動脈穿通枝皮弁をデザインした．
　b：皮弁基部の穿通枝を直視せずに皮弁の挙上が可能であった．
　c：外尿道口周囲では皮弁の脂肪を減量してボリュームを調整した．
　d：術後 3 か月経過時．排尿時の障害を認めない．

症例 2：86 歳，女性．外陰部有棘細胞癌(図 4)

　外陰部陰核付近に発生した有棘細胞癌に対し，高齢であることや生検で深部への浸潤が不明瞭なこともあり，侵襲の大きい広汎外陰切除ではなく，外尿道口および腟口を温存した外陰部分切除を行った．術前のドップラー検査で両側の坐骨直腸窩付近に内陰部動脈穿通枝があることを確認し，これらを皮弁の基部に含めた 9×4 cm の transposition 型内陰部動脈穿通枝皮弁をデザインした．外尿道口周囲は排尿の障害にならないように皮弁のボリュームを調整した．術後 3 か月の時点で排尿障害や尿線の乱れはない．

症例 3：77 歳，女性．外陰部浸潤性乳房外 Paget 病再発(図 5)

　14 年前に外陰部乳房外 Paget 病に対し，外尿道口および腟口を温存した外陰切除と両側殿溝皮弁による再建が行われたが，腟口付近から腫瘍の再発を認めた．腫瘍が浸潤し尿閉をきたしたため，緊急で膀胱瘻が造設された．尿道を含む会陰部の拡大切除と，子宮と直腸を切除する後方骨盤内臓全摘術が行われた後，左大腿から 12×8 cm の前外側大腿皮弁と，同じ血管茎で 6×4 cm の外側広筋弁を複合皮弁として挙上した．大腿直筋および縫工筋の裏面から皮弁を通し，栄養血管である外側大腿回旋動静脈の捻れや緊張がないように移動させた．外側広筋を骨盤内に充填し，さらに皮弁に付着させた大腿筋膜を縫合して骨盤底部を補強した．術後 1 年半が経過し，立位時に会陰再建部の軽度下垂を認めるものの，ヘルニア嵌頓などの重篤な合併症は認めない．

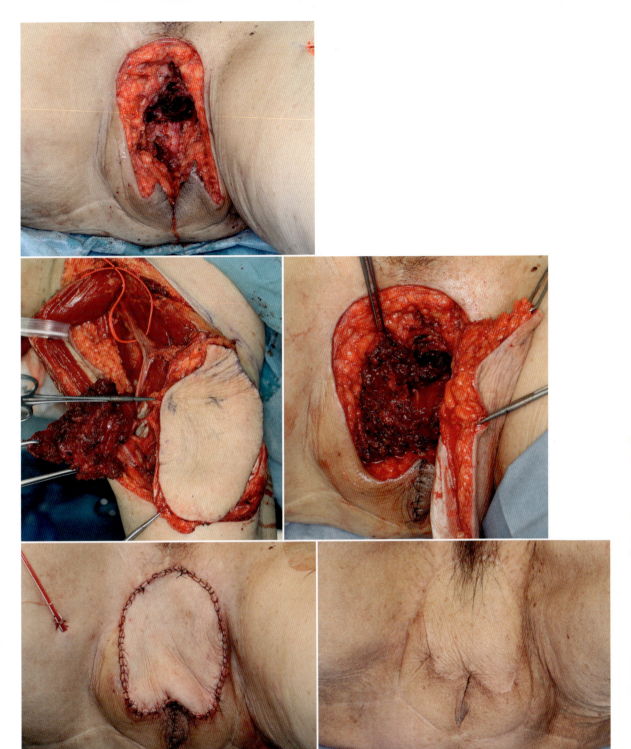

図 5. 症例 3：77 歳，女性．外陰部浸潤性乳房外 Paget 病再発

a：会陰部の拡大切除と子宮および直腸を含む後方骨盤内臓全摘術が行われた．
b：左大腿より外側大腿回旋動脈の下行枝を血管茎とし，6×4 cm の外側広筋を付着させた 12×8 cm の前外側大腿皮弁を挙上した．
c：筋肉を骨盤内の死腔に充填した．
d：手術終了時
e：術後 1 年半経過時．再建部は立位時に軽度の下垂を認めるが，ヘルニア嵌頓などの重篤な合併症は認めない．

参考文献

1) Devulapalli, C., et al.：Primary versus flap closure of perineal defects following oncologic resection: A systemic review and meta-analysis. Plast Reconstr Surg. **137**：1602-1613, 2016.
   Summary 広範会陰部切除術および骨盤内臓全摘術において，一期的閉鎖と皮弁再建でどちらが合併症が少ないかという問題に対し，初めてシステマティックレヴューおよびメタアナリシスが行われた論文.

2) Lefevre, J. H., et al.：Abdomino-perineal resection for anal cancer: Impact of a vertical rectus abdominis myocutaneous flap on survival, recurrence, morbidity, and wound healing. Ann Surg. **250**：707-711, 2009.
   Summary 広範会陰部切除術において，縦軸型腹直筋皮弁を使用した方が術後合併症が少ないとする論文.

3) Soper, J. T., et al.：Pelvic exenteration: factors associated with major surgical morbidity. Gynecol Oncol. **35**：93-98, 1989.

4) Lee, M. J., et al.：The oblique rectus abdominis musculocutaneous flap: revisited clinical applications. Plast Reconstr Surg. **114**：367-373, 2004.

5) Yii, N. W., et al.：Lotus petal flaps in vulvo-vaginal reconstruction. Br J Plast Surg. **49**：547-554, 1996.
   Summary 殿溝部を皮弁採取部として用いた論文.

6) Hashimoto, I., et al.：The gluteal-fold flap for vulvar and buttock reconstruction: anatomic study and adjustment of flap volume. Plast Reconstr Surg. **108**：1998-2005, 2001.
   Summary Gluteal fold flap の栄養血管である内陰部動脈の穿通枝の所在を解剖で明確にした論文.

7) Ragoowansi, R., et al.：Immediate vulvar and vaginal reconstruction using the gluteal-fold flap: long-term results. Br J Plast Surg. **57**：406-410, 2004.
   Summary Gluteal fold flap の術後の合併症と機能について報告した論文.

8) Hashimoto, I., et al.：The internal pudendal artery perforator flap: free-style pedicle perforator flaps for vulva, vagina, and buttock reconstruction. Plast Reconstr Surg. **133**：924-933, 2014.
   Summary 内陰部動脈を穿通枝とした皮弁のバリエーションとその適応を報告した論文.

9) Lee, P. K., et al.：Gluteal fold V-Y advancement flap for vulvar and vaginal reconstruction: a new flap. Plast Reconstr Surg. **118**：401-406, 2006.
   Summary Gluteal fold flap を V-Y advancement flap として使用した論文.

10) Kim, J. T., et al.：Perineal perforator-based island flaps: The next frontier in perineal reconstruction. Plast Reconstr Surg. **133**：683e-687e, 2014.
    Summary 内陰部動脈穿通枝を血管茎とし，会陰部周辺に多彩な皮弁が作成できることを示した論文.

11) McCraw, J. B., et al.：Vaginal reconstruction with gracilis myocutaneous flaps. Plast Reconstr Surg. **58**：176-183, 1976.
    Summary 初めて薄筋皮弁を外陰再建に用いた論文.

12) Luo, S., et al.：Anterolateral thigh fasciocutaneous flap in the difficult perineogenital reconstruction. Plast Reconstr Surg. **105**：171-173, 2000.

◆特集/ベーシック&アドバンス 皮弁テクニック

大殿筋皮弁

森重侑樹[*1] 三鍋俊春[*2]

Key Words：大殿筋皮弁（gluteal musculocutaneous flap），穿通枝皮弁（perforator flap），血行支配領域（vascular territory），アンジオソーム（angiosome），有茎皮弁（pedicle flap），骨盤（pelvis），会陰部（perineum）

Abstract　殿部骨盤，会陰部の皮膚欠損創に対する再建術に際し，大殿筋皮弁，大殿筋穿通枝皮弁は非常に有用な手段となり得る．大殿筋は筋肉自体の血流のみならず，上層皮膚への血流も豊富なため筋皮弁としての生着が極めて安定している．また，殿部の皮膚穿通枝は密度が高く，均一に存在するため，穿通枝皮弁として使用する際の信用性も高い．

大殿筋には6種類もの動脈（上殿，下殿，外側仙骨，内陰部，内側大腿回旋，深大腿動脈）が流入し，密接に相互吻合している．殿部皮膚への血行は，大殿筋からの筋肉皮膚穿通枝が大部分を支配し，中でも上殿動脈からの穿通枝が最優位の血行領域を有する．術前には，これら血管茎をCT血管造影像や超音波検査で評価，マーキングしておくことが肝要である．また，術後合併症（感染，創離開など）を予防するために，体圧分散寝具の使用，排便管理や，荷重部にかからない皮島のデザインが必要となる．

はじめに

大殿筋は厚く扁平な方形筋であり，その浅層部分は殿部正中側の仙骨外側・腸骨稜（上後腸骨棘）に起始し，殿部外側の大腿骨大転子部以下の腸脛靱帯に停止する．大殿筋下縁は坐骨結節に被さるように位置する．したがって，大殿筋は殿部の外側上方を除くほぼ全域を被覆する巨大な筋肉であると言える．

皮弁・筋皮弁による再建術の原則は，(1) 血行が良好である，(2) 必要十分量の組織で再建する，(3) 出来る限り近隣の類似した組織を用いることである[1]．大殿筋の特徴を活かして，殿部領域の再建に大殿筋皮弁を用いるのは合理的で効率のよい術式であると言える．

血管解剖

大殿筋の主血管茎は，筋体中部に流入する上殿動脈ならびに下殿動脈の2大血管茎（type Ⅲ）とされている．しかし，筆者らの新鮮屍体の全身造影から得られた血管造影像では，仙骨外側から大殿筋起始部に流入する外側仙骨動脈，肛門付近の内陰部動脈（以上内腸骨動脈系），大殿筋停止側に流入する深大腿動脈（または貫通動脈），内側大腿回旋動脈（以上外腸骨動脈系）も筋体に流入している[2]（図1右）．

これらの副血管茎は，大殿筋体の深側面に流入し，分枝したのちに互いに吻合して密な筋内血管網を形成する．中でも，筋体中下部の坐骨結節外側に存在する十字吻合（cruciate anastomosis）は下殿動脈と内側大腿回旋，閉鎖動脈が吻合する部で，gluteal thigh flapやposterior thigh flapの血管茎として知られる[3]．下殿動脈はこの部から後大腿皮神経に伴行して筋体外に連続する下行枝となる（図1右）．ここで特筆すべきは，内腸骨動脈

[*1] Yuki MORISHIGE，〒350-8550 川越市鴨田1981番地 埼玉医科大学総合医療センター形成外科，助教
[*2] Toshiharu MINABE，同，教授

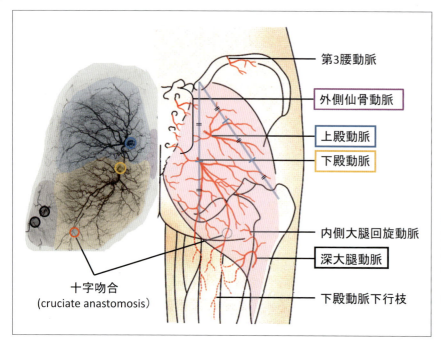

図 1.
大殿筋の血行とアンジオソーム
筋の起始停止と筋内外の血行(右)
血管造影像(左)での4アンジオソーム:上殿(青),下殿(黄),外側仙骨(紫),深大腿(黒)
(文献3より引用改変)

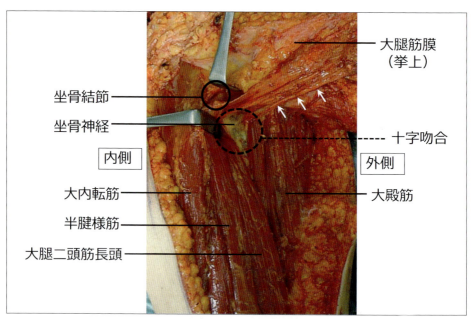

図 2. 右大腿後面近位の筋膜下解剖
坐骨神経外側の十字吻合から出る後大腿皮神経の伴走動脈が下殿動脈下行枝(→)となる.
(文献3より引用改変)

系の上・下殿動脈が切断されていても,外腸骨動脈系の血管茎で大殿筋を栄養できることである.
また,各血管茎の位置を知る簡便法として,上殿動脈は上後腸骨棘と大転子を結ぶ線の近位 1/3 の点,下殿動脈は上後腸骨棘と坐骨結節を結ぶ線の中点に位置し,深大腿動脈は大転子下方,下殿動脈下行枝は大腿後面の深筋膜下の大腿二頭筋長頭・半腱様筋間,十字吻合は坐骨結節外側の坐骨神経をそれぞれ目安とすることができる(図2).
下殿動脈下行枝は皮神経の伴行血管であるため,これを利用する皮弁は知覚皮弁となる.

殿部皮膚への血行は,大殿筋からの筋肉皮膚穿

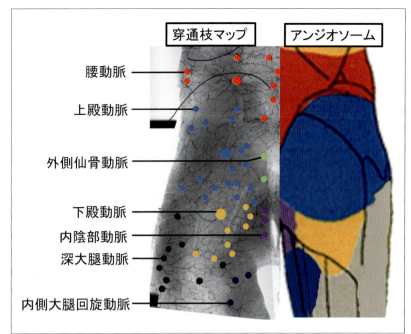

図 3.
腰殿部大腿後面の皮膚皮下脂肪の血管造影像上の穿通枝マップと色分けアンジオソーム
穿通枝は同色主動脈のアンジオソーム(赤,青,黄,紫,紺色など)に集約される.
丸の大きさで穿通枝の太さを示す.
(文献 3 より引用改変)

通枝(musculocutaneous perforator)[4]が大部分を支配し,中でも上殿動脈からの穿通枝が最優位の血行領域を有する(図 3).大殿筋は上層皮膚・皮下組織との密着度が高いため,大殿筋穿通枝はほかの部分に比較して力強く,密度が均一であるのが特徴である.したがって,大殿筋体と上層の皮島との重複がわずかでも穿通枝を含めやすく,皮弁血行は安定している.さらに,隣接するアンジオソーム(angiosome:1 本の主動脈により栄養される皮膚・皮下組織・筋肉・骨などを含む領域)である上方の腰動脈や下方の深大腿動脈とは皮下脂肪筋膜層内で密に choke 吻合(細径末梢枝による網目状吻合)をしている[5].これを利用して,皮島を腸骨稜方向(上殿動脈-第 2,3 腰動脈間の吻合を利用)や,大腿後面(下殿動脈下行枝-深大腿動脈間の吻合を利用)に安全に拡大することができる.しかし,深部の大殿筋では,上殿と下殿のアンジオソームがほぼ同等であることに注意を要する(図 1 左).

大殿筋はまた構造上の特徴をもつ.巨大な大殿筋は面積のみならず厚みもあり,筋表面の深筋膜に連続する筋内中隔(筋周膜)によって筋肉がいくつかの束に分かれる筋束構造が発達している.筋内血行も筋内中隔内を走行することが多い.これにより,大殿筋表層から筋肉を筋束に沿ってほぐすように分割でき,筋束レベルの滑走性や伸展性により筋皮弁自体の可動性が次第に生じてくる.しかし,大殿筋深層での穿通枝の走行は必ずしも筋束の方向に一致していないので,分割の際には注意を要する[3].

術前の評価

筋皮弁は,(1)十分な血流とボリュームが必要な,(2)大きく(10 cm 以上,最大 16 cm 程度),(3)深い(深筋膜以上)組織欠損に適しており,この条件以外では他の皮弁や植皮術の適応を考慮すべきである.したがって,術前には再建すべき病変または組織欠損の部位,大きさ,深さと使用可能な大殿筋の血管茎を評価しておくことが重要である[2)3)].

病変・欠損部の把握には,骨盤 CT,MRI などの画像検査が有用である.死腔や瘻孔が存在する場合は,造影剤を注入して撮影することで,その深さ・大きさを把握することが可能となる.感染の有無を確認しておくことも重要で,感染が強い場合や多剤耐性菌が検出されている場合には,デブリードマン・保存的治療を優先させ,wound bed preparation を施行してから再建術を施行する必要がある.Preparation により慢性かつ難治

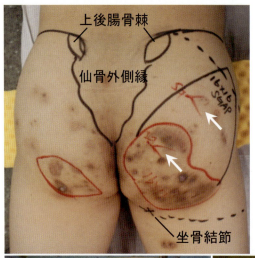
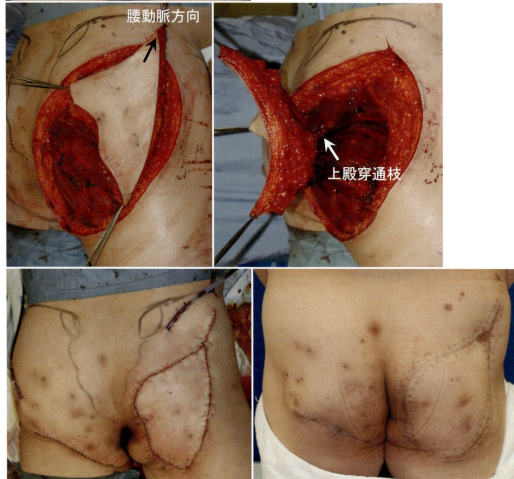

図 4. 殿部慢性膿皮症に対する VY 前進皮弁
a：術前に左側殿部病変周囲，皮膚穿通枝(⇨)をマーキングした．
b：デブリードマンを施行後，VY 前進皮弁を挙上した(第 3 腰動脈方向へ拡大(➡))．
c：上殿動脈穿通枝(⇨)が確認できる．
d：皮弁下に持続吸引ドレーンを留置し，皮弁を移行・固定した．
e：術後再発は認めていない．
(文献 3 より引用改変)

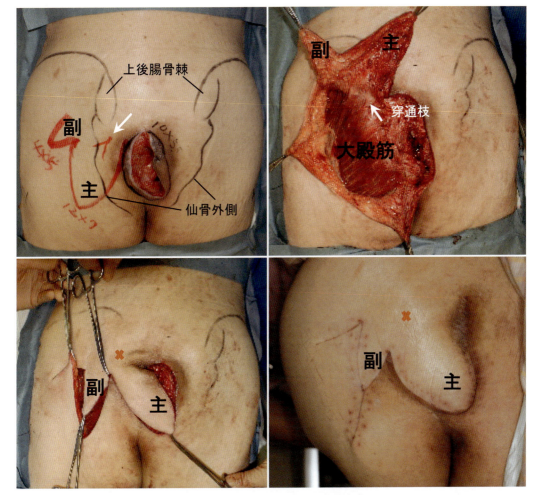

図 5. 仙骨部褥瘡に対する双葉状皮弁

a/b
c/d

a：術前に右側外側仙骨動脈からの皮膚穿通枝(⇨)をマーキングし，双葉状皮弁をデザインした．
b：デブリードマンを施行後，双葉状皮弁を挙上した．皮膚穿通枝(⇨)が確認できる．
c：皮弁を約60°移行・固定した．
d：術後再発は認めていない．
(文献6より引用改変)

化した創に創傷治癒機転が惹起していることを見極めたうえで手術を適応する[6]．

血管茎の術前評価は，CT血管造影像や超音波検査により施行する．また，慢性皮膚潰瘍を取り囲む周囲組織の血行が増強するという特徴が存在するため，超音波ドップラー検査を加えて皮膚穿通枝マッピングを行い，皮弁のデザインの根拠とするのがよいだろう[7]．

皮弁デザイン

まず，重要な解剖学的指標となる腸骨稜〜上後腸骨棘，仙骨外側縁，坐骨結節，大腿骨大転子をマーキングする．そして，再建すべき病変または組織欠損の部位，大きさ，深さと使用可能な大殿筋の血管茎を評価し，可能であれば立位と臥位で，大殿筋を収縮・弛緩させて確認しておく[2)3)6)]．

身体荷重部となる殿部領域では皮弁採取部の縫合閉鎖が理想であり，皮島のデザインはVY前進皮弁または双葉状皮弁(bilobed flap)が有利である(図4, 5)．閉鎖可能な幅は，皮弁採取部を指でつまむpinch testにより予測する．皮島は，大殿筋の分割利用部を越えてデザインされるが，必ず

その一部を大殿筋にオーバーラップさせる．皮島を大殿筋体外へ拡大する方向は，腸骨稜（稜にかかる腰動脈が目安）または大腿後面（大腿二頭筋長頭・半腱様筋間の下行枝が目安）とするのが安全である．皮島の位置により，大殿筋のどの部分を，どの血管茎・穿通枝で用いるかが選択される．

皮弁の挙上は，皮島の大殿筋上縁または下縁に相当する部分を筋膜まで切開し，まず大殿筋の位置を確認する．次に大殿筋から遠い部分から皮島の筋膜下を大殿筋に向かって剝離する．上方拡大では腸骨稜部の腰動脈の皮枝，下方拡大では大腿筋膜下の後大腿皮神経（神経に下殿動脈下行枝が伴行している）を確認して，確実に皮弁内に含める．拡大皮弁部分は，筋膜皮弁または筋間中隔皮弁の層で挙上することになる．

皮島の剝離が大殿筋まで到達したら，皮島周囲を剝離して筋肉茎（または穿通枝）として分割利用する部分を露出する．筋肉を利用する場合は，上殿動脈で栄養される上半部分と，下殿動脈で栄養される下半部分に分割して，一方を筋皮弁に利用し，他方は温存する．この際，血管茎やその穿通枝の位置を確認して他の血管茎との吻合や筋肉内走行の方向性を考慮して分割線を決定する．これは深大腿動脈や十字吻合部を血管茎に選択した場合でも同様である．筋体分割後に大殿筋の起始または停止部を若干切離すると，筋皮弁は徐々に授動されるので，十分に移動するまで分割を適宜追加していけばよい．なお，筋起始部と上・下殿動脈は近接しているので注意を要する（図 1）．また筋起始部では外側仙骨動脈，停止部では内側大腿回旋や深大腿動脈からの出血に気をつける．分割・剝離を進めていくと，筋肉茎を筋体深側面まで島状に完全に分割しなくても，大殿筋の厚みと筋束間の滑走性により筋体表面はかなり前進させることができる．皮島と大殿筋の付着面周辺を剝離して筋膜皮弁・穿通枝皮弁化すると可動性はさらに増す．筋皮弁組織の動揺を防止するために，筋，皮下脂肪筋膜，皮膚を層別に堅固に縫合固定する．筋層の縫合は，3-0 バイクリルや PDS を用いてマットレス縫合（筋肉が裂けにくい）を行っている．大殿筋は強靱で血流が良好なため，引き寄せるように plication 縫合しても破損や血行不良となることが少ない．筋肉切離面からの出血の貯留や死腔形成の予防のために，必ず持続吸引ドレーンを留置している．

術後は，体位と排便の管理が肝要である．体位の管理では，体圧分散寝具の利用やエアーフローティングベッドの使用は有用な手段となる．術後は腹臥位，健側を下にした側臥位のみ可能とし，術後約 1～2 週間で起立と仰臥位を開始する．坐骨面に荷重が集中する坐位は当面禁止している．殿部への荷重と歩行は起立後徐々に始める．排便は，術前より低残渣食とし，フィルムドレッシング等を使用して創部の便汚染を回避するよう努める．原疾患によっては，術後に便失禁管理システム（フレキシシール™など）を使用するのも一法であろう[8]．

適　応

有茎の大殿筋皮弁は，殿部骨盤，会陰部の再建や修復に対してよい適応となる．特に，褥瘡好発部などの荷重面，排便などで汚染しやすい会陰部，骨盤内死腔などの広く深い複雑な形状の組織欠損に有用である．しかし，本術式が適さない場合もある．大殿筋にまったく重複しない殿部を越えた領域の再建には適応の限界があり，他法を選択する方がよい．小さく（10 cm 未満）浅い（筋膜以浅）組織欠損に対しても，本術式の適応はオーバーサージャリーと言えよう．また麻痺などで大殿筋の萎縮が著明な場合や，殿部に健常な筋・皮膚が残っていない大きな病変では利点を活かすことができず，適用が困難である．

術後合併症

皮弁血行障害が最大の合併症であり，皮弁部分壊死，脂肪溶解，細菌感染，創治癒遅延，縫合創の哆開，死腔・潰瘍の再発などを連鎖的に引き起こす．この原因は，皮膚縫合面の過度な緊張，血

管茎の捻じれや圧迫によるものである．対処法としてはまず，皮弁デザインにおいて，褥瘡の皮膚欠損よりも2割程度大きな皮島を設定すること，欠損部への皮弁の移行が無理なく行えること，移行した皮弁の縫合線が荷重部に一致しないことを十分に確認しておく必要がある．特にV-Y前進皮弁では，皮弁先端縫合線が骨突出面に一致しやすいので注意を要する．また術中には，血管茎に圧迫や緊張がかからないように皮弁の授動を十分に行うこと，皮弁脂肪の厚みを適宜減量することなどを常に念頭に置くことが必要である[6]．

参考文献

1) 三鍋俊春：皮弁 総論．形成外科治療手技全書Ⅱ．波利井清紀ほか編．73-90，克誠堂出版，2017．
   Summary 皮弁の分類，血行形態に関して詳細に示されている．

2) 三鍋俊春：仙骨・坐骨部の再建．形成外科ADVANCEシリーズⅡ-7(第2版)．波利井清紀監修．野﨑幹弘編．127-138，克誠堂出版，2009．
   Summary 大殿筋皮弁に関して解説されている．

3) 三鍋俊春：特殊な概念の皮弁術・新しい方法．使える皮弁術—適応から挙上法まで—下巻．百束比古ほか編．183-189，全日本病院出版会，2010．
   Summary 殿部・大腿後面の詳細な血管解剖とともに，皮弁臨床例を例示．

4) 波利井清紀：遊離皮弁の基本知識．マイクロサージャリーの基本手技．102-112，克誠堂出版，2015．
   Summary 皮弁の血行形態，遊離皮弁に関する基本的事項が提示されている．

5) 三鍋俊春：angiosome理論による分類．皮弁外科・マイクロサージャリーの実際．百束比古ほか編．14-17，文光堂，2010．
   Summary アンジオソーム理論について日本語でわかりやすく解説されている．

6) 三鍋俊春：3．褥瘡の手術治療．外科系医師が知っておくべき創傷治療のすべて．鈴木茂彦ほか編．228-233，南江堂，2017．
   Summary 褥瘡に対する皮弁再建手術に関して例示されている．

7) 三鍋俊春ほか：【形成外科におけるMDCTの応用】慢性皮膚潰瘍修復手術におけるMDCTの応用．PEPARS．73：79-85，2013．
   Summary 慢性皮膚潰瘍周囲の拡張した血管を画像的に評価している．

8) 日本形成外科学会ほか(編)：第Ⅶ編 殿部・外陰部再建．形成外科診療ガイドライン7体幹・四肢疾患．147-149，金原出版，2015．

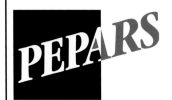

◆特集/ベーシック&アドバンス 皮弁テクニック
大腿筋膜張筋皮弁

竹内正樹[*1] 森岡康祐[*2]

Key Words: 大腿筋膜張筋(tensor fasciae latae muscle), 筋皮弁(musculocutaneous flap), 穿通枝皮弁(perforator flap), 外側大腿回旋動脈(lateral circumflex femoral artery), 腹壁再建(abdominal reconstruction)

Abstract 大腿筋膜張筋(皮)弁は,外側大腿回旋動脈の上行枝(または横行枝)を茎とする筋(皮)弁である.有茎皮弁として下腹部,鼠径部,坐骨部,大転子部欠損などを被覆できる.また遊離皮弁として,強靭な腸脛靭帯を利用したアキレス腱再建や胸壁・腹壁再建などのみならず,上殿神経の枝を移植床の運動神経に縫合することで動的再建も可能である.特に腹壁再建では,肋間神経と縫合することにより,腹筋再建が可能である.また皮神経を取り込むことにより,知覚皮弁として移植可能である.さらに腸骨付き筋(皮)弁として,上顎再建など硬性支持と十分量の軟部組織の補填が可能である.腹壁など巨大欠損の再建材料として,同じ外側大腿回旋動脈系を血管茎とした遊離外側大腿皮弁との連合皮弁は有用であるが,皮弁遠位部の生着範囲や腸脛靭帯自体への血行支配についてさらなる検討が望まれる.

はじめに

大腿筋膜張筋(皮)弁は,外側大腿回旋動脈の上行枝(または横行枝)を茎とする筋(皮)弁である.1934年 Wangensteen によって皮膚を含まない有茎筋弁として腹壁ヘルニアの再建に使用したのが最初の報告[1]とされている.それ以後一般にはあまり普及することはなかったが,1978年 Hill および Nahai らにより筋皮弁の概念に基づいた tensor fascia lata flap(TFL flap)として報告[2)3)]され,その有用性が再評価され広く一般に用いられることとなった.有茎皮弁として褥瘡や腹壁・鼠径部・会陰部欠損の再建に,また遊離皮弁として様々な遠隔部欠損の再建にも用いられている.2000年代になってから,Deiler ら[4)]や Koshima ら[5)]が,皮弁採取部の犠牲を最小限にし,より薄い皮弁となる大腿筋膜張筋穿通枝皮弁を報告している.

解 剖

1. 大腿筋膜張筋

大腿筋膜張筋は,長さ12~13 cm,幅が2~3 cmの小さな筋肉であり,大殿筋と縫工筋の間で上前腸骨棘と腸骨稜外側縁から起始し,腸脛靭帯内に移行する(図1).大腿筋膜張筋の機能は主に他の大腿部筋肉を補助する形で股関節の屈曲と外転,膝関節伸展および腸脛靭帯を緊張させることで,立位での股関節と膝関節の安定化を図る役割がある.

2. 動脈解剖

外側大腿回旋動脈は,上前腸骨棘の尾側8~10 cmに位置する大腿深動脈の外側から起こる.大腿直筋と外側広筋の間で大腿神経分枝の後方を外側に走行する.その後上行枝,横行枝,下行枝に分かれ,後方および外側大腿の筋肉およびその表

[*1] Masaki TAKEUCHI, 〒276-8524 八千代市大和田新田 477-96 東京女子医科大学八千代医療センター形成外科,教授
[*2] Kosuke MORIOKA, 〒890-8760 鹿児島市上荒田町 37-1 鹿児島市立病院形成外科,部長

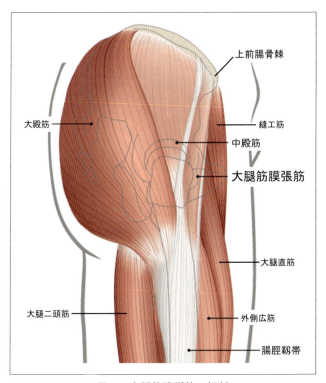

図 1. 大腿筋膜張筋の解剖

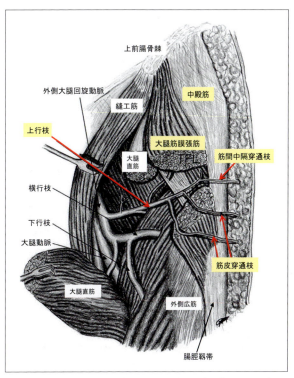

図 2. 左大腿筋膜張筋穿通枝の解剖（文献 7 より改変引用）
大腿筋膜張筋の外側にある筋間中隔および筋皮穿通枝は，外側大腿回旋動脈の上行枝から分枝している．

面の筋膜脂肪組織に血液供給している．

　上行枝は，中殿筋，大殿筋，外側広筋，そして大腿外側皮膚上部に分布している．また上行枝（長さ：4～7 cm，直径：2～3 mm）は，大腿筋膜張筋にも分布し，上前腸骨棘の下方 8～10 cm で筋腹の前内側に入る．上行枝が大腿筋膜張筋の優位動脈であるが，10～15％の症例は横行枝が優位動脈になっている[6]．上行枝は，大腿筋膜張筋に入る前に上・中・下枝の 3 つの枝に分かれる．上枝は筋肉の上 1/3 を養い，筋肉の起始部を通して腸骨稜に 2～3 本の細い枝を出す．中枝は筋肉の中 1/3 を養う．下枝は筋肉の下 1/3 を養い，その後大腿筋膜の浅層を尾側に下行し，腸脛靱帯の停止部に沿って膝に向かう．外側大腿回旋動脈の上行枝から大腿前外側皮膚への穿通枝を出す．穿通枝の 56％は筋皮穿通枝（平均 2.3 本，直径 0.9 mm，上前腸骨棘からの平均距離は，10.9 cm）で，44％は大腿筋膜張筋と中殿筋の間からの筋間中隔枝（平均 1.8 本，直径 1.5 mm，上前腸骨棘からの平均距離は，10.9 cm）である．筋皮穿通枝は 8％に欠損がみられるが，筋間中隔枝は常に存在しており，その 76％は，上前腸骨棘から 8～12 cm の部位に分布している[7]（図 2）．

3．静脈解剖

　静脈還流は，通常，外側大腿回旋動脈の 2 本の伴走静脈で行われる．横行枝が外側大腿回旋動脈に合流するレベルでの静脈径は 2～3 mm である．外側大腿回旋静脈は，大腿静脈に流入する．外側大腿の遠位 1/3 は，大腿深動脈の穿通血管でも栄養される．そのため，これらの血管の伴走静脈も静脈還流に関与する．

4．神経解剖

A．運動神経

　上殿神経（L4, L5, S1）は中殿筋と小殿筋も支配しており，さらに神経は上殿動静脈に伴走し，中殿筋と大殿筋の間を通った後に前方へ下行し，大腿筋膜張筋の裏面から分布する．

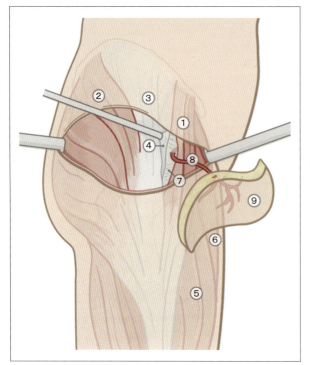

図 3.
筋間中隔穿通枝を茎とした大腿筋膜張筋穿通枝皮弁の挙上（文献 17 より引用改変）
① 大腿筋膜張筋
② 大殿筋
③ 中殿筋
④ 小殿筋
⑤ 外側広筋
⑥ 大腿直筋
⑦ 筋間中隔
⑧ 筋間中隔穿通枝
⑨ 穿通枝皮弁

B．知覚神経

1）第 12 胸椎の外側皮枝

この神経は腸骨稜と大腿筋膜張筋の頭側を覆う皮膚に分布する．前腋窩線上で内外腹斜筋を貫き腸骨稜の下方と前腸骨棘の 6 cm 後方を通る．近位部の直径は 0.5～2 mm で 2～3 の神経束を有する．

2）外側大腿皮神経（L2，L3）

外側大腿皮神経は，第 2，3 腰神経の枝で，骨盤内では腸骨筋膜の下を走行して，上前腸骨棘の約 1～3 cm 内側で鼠径靱帯の下から大腿部に入り，縫工筋の深部を越えて大腿筋膜の直上に至る．上前腸骨棘の下方 10 cm の位置で TFL 皮弁の皮膚領域に入る．皮弁領域に達した後 2～3 cm 遠位方向で，より浅くなり，前・後枝に分かれる．近位部の直径は 2～3 mm で 3～4 の神経束を有する．

適　応

1．有茎筋（皮）弁

有茎皮弁として，上前腸骨棘の尾側 8～10 cm 付近を pivot point として，前上方に回転移動すれば，下腹部，鼠径部欠損に到達し，後上方に回転移動すれば，坐骨部，大転子部[8]，会陰部欠損を被覆できる．

2．遊離筋（皮）弁

広く安定した皮膚および筋肉を供給できるので，頭頸部，腹壁再建，四肢再建に有用である[9]．強靱な腸脛靱帯を利用したアキレス腱再建，胸壁および腹壁再建などのみならず，運動神経である上殿神経の枝を移植床の運動神経に縫合することで，肩関節[10]，肘関節[11]，膝関節[12]の動的再建も可能になっている．腹壁再建では，肋間神経と縫合することにより，腹筋再建も可能である[13]．皮神経を取り込むことにより，知覚皮弁として足底再建などに有用である[3]．腸骨付き筋（皮）弁として，上顎再建など硬性支持と十分量の軟部組織の補填が可能である[14]．

3．穿通枝皮弁（図 3）

大腿筋膜張筋と中殿筋の筋間中隔からの穿通枝は，筋皮穿通枝と比較して太く，安定して存在[7]しており，前外側大腿皮弁挙上時に使用できる穿通枝が見つからない場合のバックアップ皮弁として，頭頸部再建[15]や四肢再建[7,16]に用いられる．また，より侵襲の少ない皮弁として，乳房再建[17]や大転子褥瘡再建[18]にも用いられている．

皮弁のマーキング

まず上前腸骨棘から脛骨外顆部にかけてマーカーペンで線を引く．これが筋肉の前縁にあたり，皮弁の中心軸となる．その線から3～4cm後方に平行な線を引く．これが筋肉の後縁になる．最初の線上で，上前腸骨棘から8～10cm尾側部分をマークする．この部分が，血管茎（外側大腿回旋動脈の上行枝の終末枝）が筋体に入る位置になる．

腸骨稜の尾側で上前腸骨棘の後方6cmに第12胸椎の外側皮枝が位置している．皮弁の前縁で上前腸骨棘の下方10cmの線上に外側大腿皮神経が走行する．

大腿筋膜張筋皮弁の生着限界は，幅は上前腸骨棘と大転子を結ぶ中点を中心とする12～13cmで，頭側は腸骨稜まで，尾側は筋膜部分では膝関節までとされるが，皮膚部分は膝蓋骨上縁より3～5cmくらいが限度である．実際はもう少し小さく上方にとった方が安全である．

挙上手技

筋肉から腸脛靱帯への腱膜停止部のレベルの下縁から皮弁をはじめに挙上する．栄養血管流入部を除く皮弁のほぼ全周に皮膚切開を加えて大腿筋膜上に達したら，外側下方の大腿筋膜を切開し，筋腹の裏側と外側広筋との間を鈍的に剝離していく．また筋膜の下方を切離し，内方へと進めていき，血管茎の存在する内側上方付近へと向かう．大腿筋膜は腸脛靱帯部分が最も強靱で，前方に行くにつれ薄く弱くなる．後方では外側筋間中隔を越え3～4cmほどは丈夫であるが，その後方は薄くなる．腹壁再建などの場合には，この厚く強い部分を皮弁に取り込むようにする．皮弁剝離の際には，筋膜と皮下組織とが離れないように数箇所に仮固定縫合を行いながら挙上を行っていく．大腿直筋の内側に牽引し，筋弁の血管束を，大腿直筋と外側広筋の間で大腿筋膜張筋の中1/3のレベルで同定する．機能的再建が必要な場合には，中殿筋と小殿筋の間にある上殿神経の枝をその近位部で露出し，剝離する．小殿筋や外側広筋などの隣接する筋肉への血管の枝は，同定，結紮する．大腿筋膜張筋を外側広筋，大腿直筋，縫工筋，殿筋から剝離する．これらの筋肉への血管枝は結紮して，殿筋への上殿神経の枝は温存するように注意すべきである．血管茎の剝離は，必要な長さが得られるまで行うが，通常4～7cm長となる（遊離筋弁の場合には，外側大腿回旋動脈の剝離を必要な長さが得られる大腿深動脈まで行う）．血管茎の剝離後，筋肉は起始部（上前腸骨棘）から外すと，血管柄または神経血管茎柄付き島状筋皮弁が挙上される．ただし皮下トンネルを通して欠損部へ移動する際は，皮弁のトンネル部分の皮膚はdenudeするくらいに止めた方が安全である．

皮弁採取部位は一般的に幅8cmまでなら一次縫縮可能と言われているが，術中筋肉の腫脹によりかなりの緊張がかかり困難なことも多い．皮弁挙上直後もしくは途中から，可及的速やかに閉創を始めることにより筋肉の腫脹を抑えて一次縫縮が可能なるという報告もある[19]．しかし無理な縫縮は下肢の血行障害をきたすこともあり，躊躇することなく植皮を追加する．

皮弁挙上の注意点

1) 血管茎が大腿筋膜張筋に入る位置は上前腸骨棘の尾側8～12cm付近であるが若干のバリエーションがある．
2) 皮弁の拡大を図る場合は，膝方向に延長を行うが，ディレイが必要になることも多い．
3) 知覚皮弁を挙上する場合，知覚神経の位置を同定し，必要なだけ剝離する．神経周囲に皮下組織を付着させると，神経の保護に役立つ．また，皮弁のthinningの際の神経損傷に注意する．
4) 骨付き筋（皮）弁挙上における腸骨稜からの骨採取では，陥凹変形や腹壁ヘルニアの発生の可能性を考慮する．

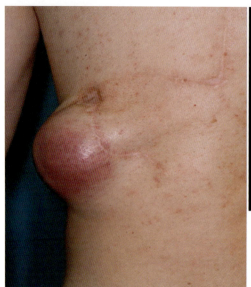
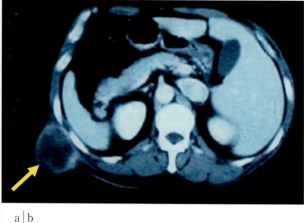

図 4. 症例：47 歳，男性．右腰背部未分化多形肉腫
腫瘍は胸腹壁に浸潤していた．

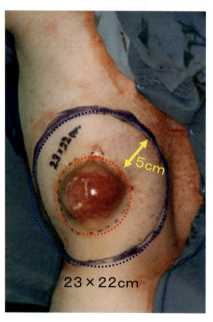

図 5.
腫瘍辺縁マージン 5 cm の
拡大切除が施行された．

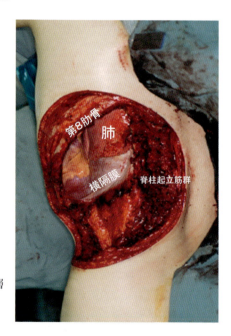

図 6.
胸腹部にわたる巨大な全層
欠損が生じた．

症　例

症例：47 歳，男性．左腰背部悪性組織球腫（未分化多形肉腫）

　腫瘍は，胸壁および腹壁に浸潤していた(図 4)．腫瘍外科医により腫瘍辺縁から 5 cm マージンでの拡大切除が施行された(図 5)．左側胸壁および上側腹壁にかけての全層欠損が生じた(図 6)．欠損の再建は，左大腿から大腿筋膜張筋皮弁と前外側大腿皮弁の遊離連合皮弁での再建を行った(図 7，8)．腸脛骨靱帯を横隔膜に縫合し，胸壁を緊張下に固定した．外側大腿回旋動静脈本幹を茎として，大伏在静脈移植片を間置して胸背動静脈に吻合した(図 9)．皮弁採取部は，網状分層植皮にて閉鎖した．術後皮弁は良好に生着し呼吸機能も問題なく経過した．術後 5 年，腫瘍の再発もなく順調に経過した(図 10)．

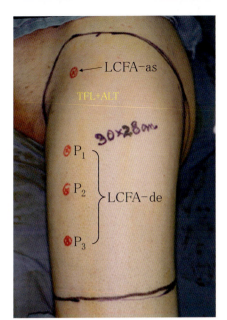

▲図7. 左大腿から大腿筋膜張筋皮弁と前外側大腿皮弁の連合皮弁のデザイン
LCFA-as：外側大腿大腿回旋動脈上行枝
LCFA-de：外側大腿大腿回旋動脈下行枝
P1, P2, P3：下行枝の穿通枝

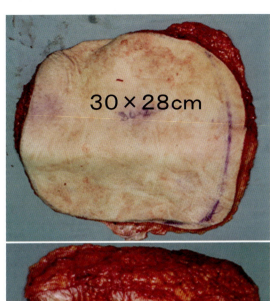

図8. ▶
大腿筋膜張筋皮弁と前外側大腿皮弁の遊離連合皮弁
LCF a & v：外側大腿回旋動脈

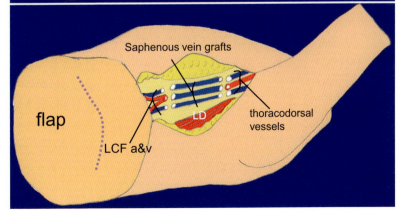

図9.
大腿筋膜張筋皮弁と前外側大腿皮弁の遊離連合皮弁の移植
皮弁の腸脛靱帯を横隔膜にタッキングした.
外側大腿回旋動静脈を大伏在静脈移植にて胸背動静脈に吻合した.

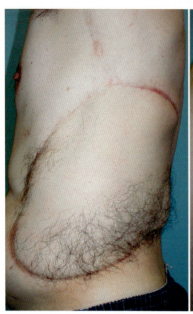 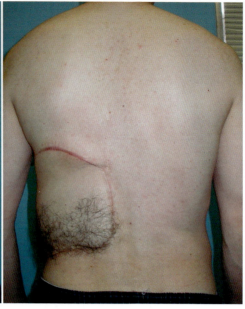

図 10.
皮弁移植後 5 年目の状態

大腿筋膜張筋皮弁の特徴

1．利　点

1）皮弁は，血管吻合が可能な長さで，径の太い血管茎を有する．
2）広く安定した皮膚領域を有し，前外側大腿皮弁を比較して，栄養血管の破格が少なく，血管茎が常に外側広筋と大腿直筋の間に位置している．
3）第12胸椎の外側皮枝および外側大腿皮神経を含むことで知覚皮弁として挙上可能である．
4）大腿筋膜張筋は，筋肉の運動神経(上殿神経の枝)を含むことで，動的再建に利用できる．
5）四肢や頭頸部再建での皮弁採取部として体位変換を要さない．
6）下半身領域の再建では，硬膜外麻酔での手術が可能である．
7）穿通枝皮弁として厚さ5mmまで薄くできる一方，腸骨付き筋皮弁での挙上も可能である．
8）皮島採取の幅が8cm以下または筋弁のみの採取であれば，ドナー部位を一次閉鎖することが可能である．

2．欠　点

1）有茎皮弁とした場合，近傍から採取できる前外側大腿皮弁と比較して血管茎が短く，皮弁移動の自由度および到達範囲がやや小さい．腹壁再建では，臍部以下の下腹部までの到達に止まる．
2）頭頸部再建では皮弁の色調がやや白く，皮弁からの発毛が問題となることがある．
3）皮弁に皮神経を含むことで，知覚再建は可能であるが，指再建などの鋭敏な知覚を得ることには適していない．
4）植皮で皮弁採取部を閉鎖した場合には，瘢痕醜状が目立ち，整容的外観が不良である．
5）大腿筋膜張筋採取により膝関節の不安定化が起こる場合が稀にある．

まとめ

　大腿外側部は，十分量の皮膚軟部組織と共に腸脛靱帯という強靱な支持組織を提供できる皮弁再建外科にとって有用なドナー部位である[20]．同部位からの挙上可能な皮弁として，最近では前外側大腿皮弁の報告[21]が多く，大腿筋膜張筋皮弁の適応は少なくなっている．しかし，大腿筋膜張筋皮弁は栄養血管の破格が少なく挙上も容易であり，また腸脛靱帯を含む大腿筋膜張筋による動的再建や腸骨付き皮弁としての移植も可能な利点を有する．また前外側大腿皮弁の術中に有用な穿通枝が見つからなかった場合，バックアップ皮弁(筋皮

弁・穿通枝皮弁)としても挙上可能である．腹壁など巨大欠損の再建材料として，同じ外側大腿回旋動脈系を血管茎とした遊離外側大腿皮弁との連合皮弁は有用である[22]．

参考文献

1) Wangensteen, O. H. : Repair of recurrent and difficult hernias and other large defects of the abdominal wall employing the iliotibial tract of fascia lata as a pedicled flap. Surg Gynecol Obstet. **59** : 766-780, 1934.
2) Hill, H. L., et al. : The tensor fascia lata myocutaneous free flap. Plast Reconstr Surg. **61** : 517-522, 1978.
3) Nahai, F., et al. : Experiences with the tensor fascia lata flap. Plast Reconstr Surg. **63** : 788-799, 1979.
4) Deiler, S., et al. : Tensor fasciae latae perforator flap for reconstruction of composite Achilles tendon defects with skin and vascularized fascia. Plast Reconstr Surg. **106** : 342-349, 2000.
5) Koshima, I., et al. : Free tensor fasciae latae perforator flap for the reconstruction of defects in the extremities. Plast Reconstr Surg. **107** : 1759-1765, 2001.
6) Cotrufo, S., Dabernig, J. : Vascular supply of the tensor fasciae latae flap revised. Plast Reconstr Surg. **123** : 161e-162e, 2009.
7) Hubmer, M., et al. : The vascular anatomy of the tensor fasciae latae perforator flap. Plast Reconstr Surg. **124** : 181-189, 2009.
8) Bulstrode, N. W., et al. : Free tensor fasciae latae musculofasciocutaneous flap in reconstructive surgery : a series of 85 cases. J Plast Reconstr Aesthet Surg. **59** : 130-136, 2006.
9) Jósvay, J., et al. : Modified tensor fascia lata musculofasciocutaneous flap for the coverage of trochanteric pressure sores. J Plast Reconstr Aesthet Surg. **59** : 137-141, 2006.
10) Ihara, K., et al. : Tensor fasciae latae flap : alternative donor as a functioning muscle transplantation. Plast Reconstr Surg. **100** : 1812-1816, 1997.
11) Kobayashi, M. R., et al. : Functional biceps brachii reconstruction using the free tensor fasciae latae. Plast Reconstr Surg. **114** : 1208-1214, 2004.
12) Yagi, Y., et al. : Reconstruction of knee ligaments with a free tensor fascia lata myocutaneous flap transfer. Br J Plast Surg. **55** : 155-157, 2002.
13) Chalfoun, C. T., et al. : Free tensor fasciae latae flap for abdominal wall reconstruction : overview and new innovation. J Reconstr Microsurg. **28** : 211-219, 2012.
14) Iyer, S., et al. : Free tensor fascia lata-iliac crest osteomusculocutaneous flap for reconstruction of combined maxillectomy and orbital floor defect. Ann Plast Surg. **68** : 52-57, 2012.
15) Coskunfirat, O. K., Ozkan, O. : Free tensor fascia lata perforator flap as a backup procedure for head and neck reconstruction. Ann Plast Surg. **57** : 159-163, 2006.
16) Kimura, N. : A microdissected thin tensor fasciae latae perforator flap. Plast Reconstr Surg. **109** : 69-77, 2002.
17) Tuinder, S., et al. : Septocutaneous tensor fasciae latae perforator flap for breast reconstruction : Radiological considerations and clinical cases. J Plast Reconstruct Aesthet Surg. **67** : 1248-1256, 2014.
18) Kim, Y. H., et al. : Tensor fascia lata flap versus tensor fascia lata perforator-based island flap for the coverage of extensive trochanteric pressure sores. Ann Plast Surg. **70** : 684-690, 2013.
19) 元村尚嗣ほか：大腿筋膜張筋皮弁を用いた腫瘍切除後腹壁全層欠損の再建―われわれの行っている工夫―．日マイクロ会誌．**20**：139-146，2007．
20) Camporro, D., et al. : Use of lateral circumflex femoral artery system free flaps in skull base reconstruction. J Craniofac Surg. **22** : 888-893, 2011.
21) Kayano, S., et al. : Comparison of pedicled and free anterolateral thigh flaps for reconstruction of complex defects of the abdominal wall : review of 20 consecutive cases. J Plast Reconstr Aesthet Surg. **65** : 1525-1529, 2012.
22) 佐々木健司ほか：【前外側大腿皮弁の徹底討論】私の前外側大腿皮弁挙上法(2)．形成外科．**48**：1099-1104，2005．

好評増刷

カラーアトラス 爪の診療実践ガイド

●編集 安木 良博（昭和大学/東京都立大塚病院）
　　　 田村 敦志（伊勢崎市民病院）

目で見る本で臨床診断力がアップ！

爪の基本から日常の診療に役立つ処置のテクニック、写真記録の撮り方まで、皮膚科、整形外科、形成外科のエキスパートが豊富な図写真とともに詳述！
必読、必見の一書です！

2016年10月発売　オールカラー
定価（本体価格 7,200円＋税）　B5判　202頁

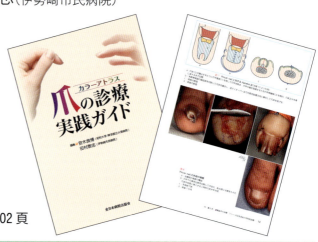

目　次

Ⅰ章　押さえておきたい爪の基本
＜解　剖＞
1．爪部の局所解剖

＜十爪十色―特徴を知る―＞
2．小児の爪の正常と異常
　　―成人と比較して診療上知っておくべき諸注意―
3．中高年の爪に診られる変化
　　―履物の影響、生活習慣に関与する変化、ひろく爪と靴の問題を含めて―
4．手指と足趾の爪の機能的差異と対処の実際
5．爪の変色と疾患
　　―爪部母斑と爪部メラノーマとの鑑別も含めて―

＜必要な検査・撮るべき画像＞
6．爪部疾患の画像検査
　　―X線、CT、エコー、MRI、ダーモスコピー―
7．爪疾患の写真記録について―解説と注意点―

Ⅱ章　診療の実際―処置のコツとテクニック―
8．爪疾患の外用療法
9．爪真菌症の治療
10．爪部外傷の対処および手術による再建
11．爪の切り方を含めたネイル・ケアの実際
12．腎透析と爪
13．爪甲剥離症と爪甲層状分裂症などの後天性爪甲異常の病態と対応

＜陥入爪の治療方針に関するdebate＞
14．症例により外科的操作が必要と考える立場から
15．陥入爪の保存的治療：いかなる場合も保存的治療法のみで、外科的処置は不適と考える立場から

16．陥入爪、過彎曲爪の治療：フェノール法を含めた外科的治療
17．爪部の手術療法
18．爪囲のウイルス感染症
19．爪囲、爪部の細菌感染症
20．爪甲肥厚、爪甲鉤彎症の病態と対処

Ⅲ章　診療に役立つ＋αの知識
21．悪性腫瘍を含めて爪部腫瘍の対処の実際
　　―どういう所見があれば、腫瘍性疾患を考慮するか―

コラム
A．本邦と欧米諸国での生活習慣の差異が爪に及ぼす影響
B．爪疾患はどの臨床科に受診すればよいか？
C．ニッパー型爪切りに関する話題

全日本病院出版会
〒113-0033　東京都文京区本郷 3-16-4　Tel:03-5689-5989
http://www.zenniti.com　　Fax:03-5689-8030

◆特集/ベーシック&アドバンス 皮弁テクニック

前外側大腿皮弁

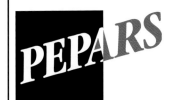

杉山成史*1 松本 洋*2 小野田 聡*3 木股敬裕*4

Key Words：前外側大腿皮弁(anterolateral thigh flap)，外側大腿回旋動脈下行枝(descending branch of lateral circumflex femoral artery)

Abstract　前外側大腿皮弁は解剖学的変異の多さや筋肉内穿通枝剝離の煩雑さなどの問題を乗り越え，現在では幅広い再建に用いられるようになっている．前外側大腿皮弁の利点はその応用性の高さと採取部の犠牲が少ないことである．穿通枝同定にはカラードップラーの信頼性が高い．穿通枝や下行枝の解剖学的変異はバリエーションが多いため，細かく分類することよりも実際に剝離しながら対応する対応力が重要である．外側広筋の運動神経はできれば温存すべきだが，切断しても大きな筋力低下は起こらないので，状況によっては神経温存に固執する必要はない．大腿直筋栄養枝を切離する前には，クランプして大腿直筋の血流を確認した方がよい．ただし，筋体の色調だけでは血流の判定が困難なこともある．大腿筋膜の採取量が術後の筋力低下に影響するという報告もある．しかし，前外側大腿皮弁の血流ネットワークは大腿筋膜と真皮下の血管網により支えられている．大腿筋膜を温存すると，大腿筋膜を採取した場合と比較して皮島の血流範囲は狭くなると考えられる．そのため大きな皮島が必要な場合は大腿筋膜も十分採取した方がよい．また，皮島の一期的除脂も皮島の血流を減少させると考えられる．

はじめに

前外側大腿皮弁は1984年にSong[1]らにより筋間穿通枝皮弁として初めて報告されて以降，解剖学的変異の多さや筋肉内穿通枝剝離の煩雑さなどの問題から敬遠された時期もあったが，それを乗り越え現在では幅広い再建に用いられるようになっている．前外側大腿皮弁の利点はその応用性の高さと採取部の犠牲が少ないこと[2)3]である．

皮弁は最大で大腿半周程度は採取可能である．穿通枝の数にもよるが，2皮島や場合によっては3皮島も可能である．大腿筋膜の血管網を利用し，adipofascial flapとすることもできる．血管茎の長さは穿通枝の位置や皮弁のデザインにもよるが，20 cm以上確保することも可能である[4]．外側広筋やその運動神経，大腿筋膜などを同時に挙上・採取することができる．また，大腿筋膜張筋皮弁と連合することもでき，外側大腿皮神経を用いると知覚皮弁にできる．外側大腿回旋動脈の下行枝末梢を利用するとflow throughにも出来る．遊離で用いられることが多いが，有茎で下腹部や会陰部，殿部の再建にも利用可能である．

前外側大腿皮弁特有の採取部の合併症は，重篤なものとしてコンパートメント症候群や筋壊死があるが，その頻度はいずれも0.09%程度[2]とされ非常に稀である．また我々の経験では，大腿直筋が壊死した症例でも歩行機能には問題が起こらなかった．

前外側大腿皮弁採取により大腿の一時的な筋力低下は起こるが，半年程度で回復することが多く，日常生活で問題となることはほとんどない．また外側広筋やその運動神経を採取・切断しても，歩

---

*1 Narushi SUGIYAMA，〒700-8558　岡山市北区鹿田町2丁目5-1　岡山大学病院形成外科，助教
*2 Hiroshi MATSUMOTO，同，助教
*3 Satoshi ONODA，同，助教
*4 Yoshihiro KIMATA，同，主任教授

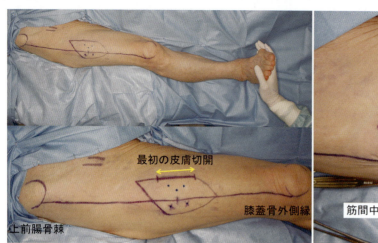
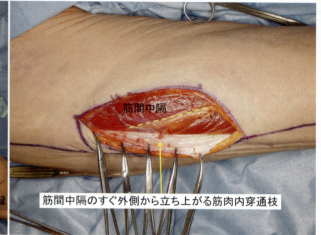

図 1.
a：下肢が外旋しないよう真っ直ぐにし，大腿の正中線よりもやや内側で皮膚切開を行う．
b：筋間中隔は思ったよりも内側に位置していると感じることが多い．上前腸骨棘と膝蓋骨外側縁を結んだラインよりもかなり内側に位置している．

行機能に障害が生じることはほとんどない[5)6)]．

術前の穿通枝の検索

最も簡便な穿通枝検索方法は聴診ドップラーによる検索であるが，偽陽性の危険性がある．特に痩せた症例では下行枝本幹を穿通枝と誤認しやすいので，検査者の経験も必要である．カラードップラーを用いると偽陽性の危険性はない半面，偽陰性の可能性や同定に時間を要することがある．聴診ドップラーにより穿通枝の候補を見つけカラードップラーで確認すると，短時間で確実に穿通枝が同定できる．

MDCT による穿通枝の検索も有用ではあるが，痩せた症例では同定困難なこともあり，DIEP flap と比較するとその有用性はそれ程高くない．

皮弁挙上に慣れてくると，切開後に穿通枝を同定しそれに応じて皮島をデザインできるので，術前の穿通枝の検索はさほど重要ではなくなってくる．もちろん整容的な再建が求められる場合や，長い血管茎が必要な場合，2 皮島以上必要な場合などは術前に穿通枝を確実に同定し，綿密なプランニングをしておく方がよい．

解　剖

前外側大腿皮弁は深大腿動脈から分岐する外側大腿回旋動脈の下行枝から皮膚への穿通枝によって栄養されている．穿通枝には，外側広筋と大腿直筋の筋間を通る筋間穿通枝と，外側広筋を貫く筋肉内穿通枝がある．筋肉内穿通枝の方が頻度は多い．穿通枝や下行枝の解剖学的変異についてはこれまで多くの報告がなされているが，そのバリエーションは多い．細かく分類することよりも実際に剝離しながら対応する対応力が重要である．下行枝は基本的に大腿直筋裏面の筋間を走行しているが，外側広筋内に進入し筋体内を下行していることもある．また近位部では，短い区間で大腿直筋や中間広筋などへ多くの分枝を出しており，大腿筋膜張筋への横行枝とも合流するため剝離操作が煩雑である．血管茎の長さや太さが十分であれば，この手前で挙上を終了する方が採取部の犠牲も少なく手技も簡便である．

静脈系は動脈に 2 本伴走しており，近位では 1 本に合流していることもあれば，合流していないこともある．

下行枝および筋肉内穿通枝には外側広筋の運動神経が併走している．出来れば温存すべきだが，穿通枝との位置関係によっては切断せざるを得ないこともある．切断しても大きな筋力低下は起こらないので，状況に応じて神経温存に固執する必要はない．

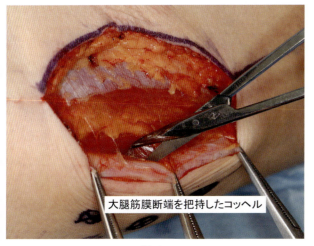

図 2.
切開した大腿筋膜断端をコッヘルで把持し,持ち上げるように牽引しながら大腿筋膜下の層を鈍的に剝離し穿通枝を検索する.

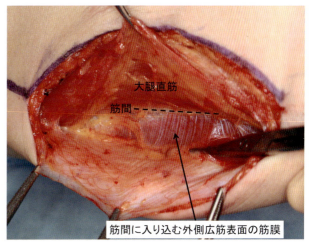

図 3.
大腿筋膜下の疎な層で剝離を進めていくと筋間に入り込む筋膜に沿って筋間へ入り込んでしまう.大腿筋膜直下でこの筋間へ入り込む筋膜を切開し,外側広筋と大腿筋膜の間の層に入り直さなければならない.

皮弁挙上手技

1．皮膚切開

カラードップラーなどにより確実に穿通枝の位置を同定できている場合は,それに基づくデザインに従って皮膚切開を行う.そうでない場合は大腿正中よりもやや内側で縦切開を行う.筋間は,特に大腿遠位では,思ったよりも内側に位置している.最初の皮膚切開で筋間付近の穿通枝を損傷しないよう切開線の決定には注意が必要である.切開線を決定する際は,下肢が外旋しないように真っ直ぐにして行う(図1).なお便宜上,図15以外の写真は右大腿として示している.

2．穿通枝同定

皮膚切開から直下へ大腿筋膜まで切開する.大腿筋膜切開後は筋膜断端をコッヘルで把持し,これを持ち上げながら筋膜下に外側へ剝離を進めて,穿通枝を検索する.筋膜と筋体の間は疎な結合織しかないので,鈍的に剝離可能である(図2).大腿直筋からの穿通枝は使用しないのでバイポーラなどで止血しながら切離する.大腿直筋と外側広筋の筋間では筋膜が筋間に入り込んでいるため,入り込んだ筋膜を切開し外側広筋側の筋膜下の疎な層に入り直さなければならない(図3).剝離困難な細い穿通枝はバイポーラなどで止血し切

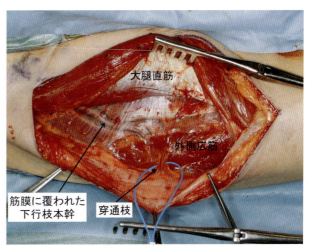

図 4.
大腿筋膜を把持したコッヘルと大腿直筋に開創器をかけて術野を展開している.

離しながら良好な穿通枝を検索する.必要な穿通枝と不要な穿通枝の取捨選択にはある程度経験が必要である.細い穿通枝をいくつも温存していてはその他の穿通枝の検索が困難となる.この時に術前にカラードップラーなどで良好な穿通枝の位置が正確に同定されていると決断が下しやすい.必要に応じて数本の穿通枝を同定する.穿通枝を同定したら血管テープをかける.我々は,過度の牽引を避けるため,血管テープの両端をサージクリップで結束している(図4).どうしても良好な穿通

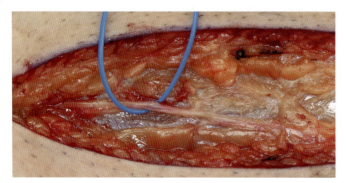

図 5. 大腿筋膜直上を走行している外側大腿皮神経

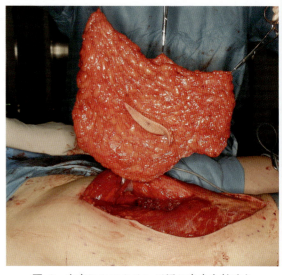

図 6. 中央にモニタリング用の皮島を付けた巨大な脂肪筋膜弁

枝が見つからない場合や,誤って穿通枝を切離してしまった場合は,大腿筋膜張筋皮弁への変更を検討する.我々の経験上,適当な穿通枝が存在しないために大腿筋膜張筋皮弁への変更を余儀なくされた症例はほとんどない.少なくとも1本はそれなりの穿通枝が下行枝から分岐している.

3.外側大腿皮神経の処理・知覚皮弁

皮膚切開後,注意深く大腿筋膜表面付近の脂肪層内を観察すると,外側大腿皮神経を見つけられることがある.必要であればこれを皮弁に含めることもできる.必要なければ温存するに越したことはないが,皮弁のデザイン上温存できないことが多いので温存に固執する必要はない(図5).

4.脂肪筋膜弁の採取

皮膚を温存し脂肪筋膜弁を採取する場合は,皮膚切開後に浅筋膜レベルで内側に向かって剝離する.必要なだけ剝離した後,深部へ向かって切開し大腿筋膜まで切開する.その後は通常通りに穿通枝の検索を行う.前外側大腿皮弁の血流ネットワークは大腿筋膜と真皮下の血管網により支えられている[7]ため,真皮を含めなくても大腿筋膜をしっかり含めることにより大きな脂肪筋膜弁を栄養することができる(図6).

5.下行枝の確認

外側広筋と大腿直筋の筋間を剝離し,下行枝を確認する.表面は癒合が強いため,モスキートケリーなどですくって電気メスなどで切開する必要があるが,深部は疎な結合織しかないので,用手的に容易に剝離可能である.

6.穿通枝剝離

多くの場合,穿通枝は筋肉内穿通枝であり,外側広筋を貫いている.外側広筋内での穿通枝の走行は単純ではない.下行枝との位置関係からある程度の走行の予想はできるが,予想外の走行をしていることも多いため,穿通枝直上の筋体を切離して走行を確認しておかなければならない.筋体を含めて挙上する場合においても,この確認作業を行わなければ,筋体を処理する際に穿通枝を損傷する危険性がある.

穿通枝末梢の筋体内から出てくる部分から中枢へ向かって,穿通枝直上に血管剝離子を挿入し穿通枝直上の筋体をすくって切離していく.この際,最初のとっかかり部分は穿通枝の両側で筋線維を分けるように剝離しておくと,剝離子の挿入が容易になる.穿通枝周囲には比較的疎で剝離子があまり抵抗なく入る層がある.やや抵抗がある場合は上方の筋体へ細い分枝がでていることがあるの

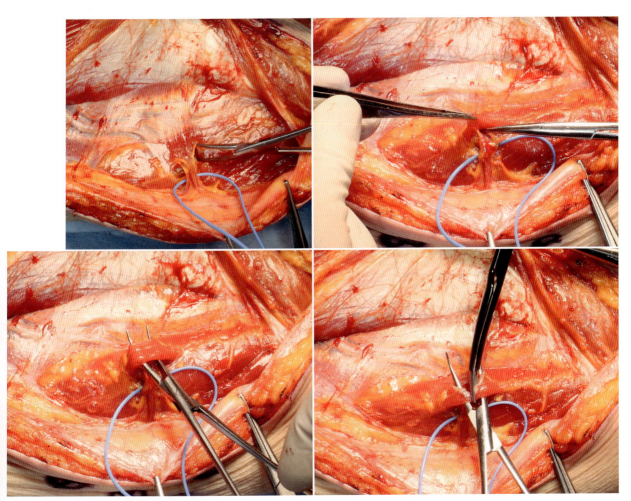

図 7.
a：穿通枝の両サイドで穿通している筋線維間を広げておくと，最初に剥離する穿通枝直上の層に入りやすくなる．
b：穿通枝直上の層に剥離子を慎重に挿入する．比較的抵抗なく入ることができる層がある．抵抗を感じる場合は層が間違っているか，分枝があるので無理をしない．
c：穿通枝直上の外側広筋線維を剥離子ですくう．
d：剥離子ですくった筋線維を助手にバイポーラシザーズで焼灼してもらいながら切離してもらう．

で注意が必要である．筋体内での分枝は丁寧に処理する．我々は穿通枝の分枝など細い血管の結紮にはマイクロクリップを用いている．また，血管剥離子ですくった筋体の切離にはバイポーラシザーズを用いている．細い血管であればバイポーラシザーズで止血しながら筋体ごと切離できるので手技も楽で手術時間も短縮できる(図 7)．筋体を切離し下行枝までの穿通枝の走行が確認できたら，そのまま中枢へ向かって下行枝直上の筋膜を切開しておく．この膜をきちんと処理しておけば，下行枝周囲は疎な結合織のみとなり鈍的に剥離できるようになる(図 8)．次に穿通枝末梢から中枢へ向かって穿通枝を周囲の筋体から剥離していく．穿通枝末梢の血管テープを牽引しながら血管剥離子で穿通枝周囲の組織をすくい，剪刀やバイポーラシザーズで切離し剥離を進める．切離する

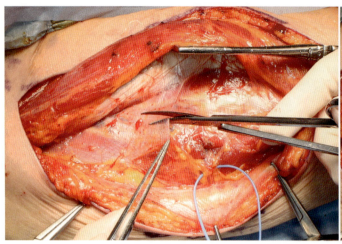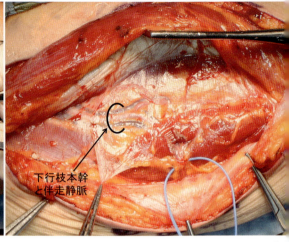

図 8.
a：下行枝を覆う外側広筋表面の筋膜を切開する．
b：筋膜を切開すると，比較的疎な結合織に囲まれた下行枝が確認できる．

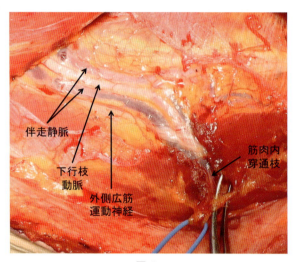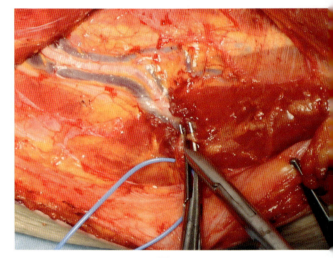

図 9.
末梢から穿通枝周囲を剝離していく．

図 10.
穿通枝から外側広筋への分枝はマイクロクリップで処理する．

際は穿通枝から少し距離をとることにより，万が一分枝を切離してしまっても結紮できるくらいの余裕を確保しておく（図9）．穿通枝から筋体への枝は丁寧に処理する．前述した通り，我々は穿通枝の分枝など細い血管の結紮にはマイクロクリップを用いている（図10）．穿通枝の両サイドの組織を処理すると，下面は比較的疎で分枝以外は鈍的にも剝離可能である．

穿通枝が細い場合は周囲の筋体を含めて挙上した方が挙上時の穿通枝損傷の危険が少ないだけでなく，移植後の穿通枝の圧迫や折れ曲がりを予防

することも出来る．筋体を含めることによる採取部の犠牲はほとんどないので，穿通枝をきれいに剝離する必要性はあまりない．

7．下行枝剝離

前述した通り，下行枝は筋膜に覆われているため，まずはこれを切開する．基本は血管直上でモスキートケリーなどを用いてこの筋膜をすくって剪刀で切開する．直上での操作が怖い場合は，下行枝から少し離れた両サイドで切開してもよい．この筋膜が処理できたら，それ以外は比較的疎な結合織なので，分枝を適宜処理しつつ鈍的に剝離

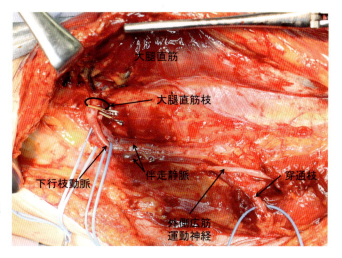

図 11.
大腿直筋への栄養血管はクランプし大腿直筋の血流を確認してから切離する.

を進めることができる.適宜血管テープをかけて牽引しながら,末梢から中枢へ向かって剝離を進める.前述したごとく,中枢部では大腿直筋や中間広筋への栄養枝,横行枝など短い区間で多くの分岐があるため剝離操作が煩雑である.血管茎の長さや太さが十分であれば,この手前で挙上を終了する方が採取部の犠牲も少なく手技も簡便である.

下行枝末梢は必要無ければ早めに結紮切離した方が剝離しやすくなる.下行枝末梢を利用し,flow through にしたり,筋弁を作成したりすることもできる.

8.中枢の術野展開

大腿直筋と外側広筋の筋間を近位まで(近位では縫工筋との筋間まで)しっかりと剝離しておくと,下行枝中枢の剝離の際の術野展開が楽である.筋肉の発達した若年男性では大腿直筋を内側に牽引するのに助手の筋力が必要である.開創器を利用すると助手の負担を減らすことができる.

9.外側広筋運動神経の処理

下行枝に伴走する外側広筋の運動神経は血管テープをかけて牽引し,血管から剝離して温存する.神経周囲を形成剪刀でそぐように剝離すると下行枝を損傷することなく短時間に剝離可能である.末梢では穿通枝に伴走する分枝は切離せざるを得ない.また複数本の穿通枝を入れる場合,血管と神経の位置関係から神経を切断せざるを得ないこともある.しかし,前述した通り切断しても大きな筋力低下は起こらないため温存に固執する必要はない.また切断した神経を縫合することもできるが,その意義は不明である.

下行枝と共に運動神経を血管付きで採取することも可能である.神経は筋体内に入ると細かく分岐するので,神経のどの部分を使用するかは術前のプランニングが必要である.

10.大腿直筋栄養枝の処理

下行枝の中枢からは,1~2本の大腿直筋への栄養枝が分岐していることが多い.この栄養枝を切離すると,大腿直筋の血流障害による壊死を引き起こすことがある.切離する前には一時的にクランプし,大腿直筋の血流を確認した方がよい.ただし,筋体の色調だけでは血流の判定が困難なこともあり,我々は最低 20 分以上クランプして判定するようにしている.しかし,それでも判定が難しいこともある(図 11).また大腿直筋の血流を障害しないよう,筋体の内側は剝離しないようにしている.

11.皮島のデザイン・挙上

血管の剝離が終了したら,必要な血管茎の長さ,穿通枝の位置等を考慮し皮島をデザインする(図 12).皮島辺縁を切開し大腿筋膜下に皮島を挙上する.皮島が近位にある場合,中枢では大腿筋膜に大腿筋膜張筋の筋体が入ってくる.ボリュームが少し増えるが,一緒に挙上して特に問題はない.

脂肪筋膜弁を採取する場合には皮島周囲を浅筋膜レベルで剝離し,必要なだけ脂肪・大腿筋膜を

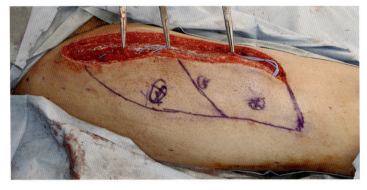

図 12.
3本の穿通枝に基づく2皮島 ALT
のデザイン

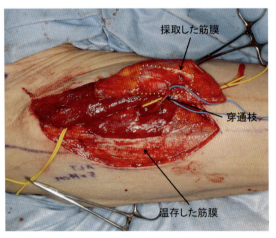

図 13. 穿通枝より外側や近位・遠位の筋膜は
温存することができる.

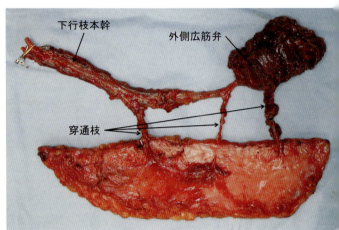

図 14.

採取する.

12. 大腿筋膜の処理

大腿筋膜の採取量が術後の筋力低下に影響するという報告[6]もあるので，必要なければできるだけ温存することが望ましい(図13)．しかし，筋膜の血管網は皮弁の血流には重要と考えられるので，大きな皮島が必要な場合は筋膜も十分採取した方がよいと思われる．

13. 外側広筋弁の採取

移植先の死腔充填などの目的に，外側広筋弁を採取することができる．動的再建には適していない．下行枝の途中や末梢，筋肉内穿通枝などからの筋枝を用いて筋弁を作成できる．筋弁を採取する場合は，血管剝離の際に筋枝を温存しておく．筋弁の挙上は皮島挙上後の方が操作は容易である．筋枝を中心に必要な量の筋弁をデザインし，バイポーラシザーズで筋体を切離して挙上する．

モスキートケリーで筋体をすくって電気メスで切離してもよい(図14)．

14. 有茎皮弁

有茎で陰部等に移植する場合は大腿直筋と縫工筋の下を通すと最短経路で移動できる．筋間は用手的に比較的容易に剝離可能である(図15)．

15. 皮島の除脂，加工

前述の通り，前外側大腿皮弁の血流ネットワークは大腿筋膜と真皮下の血管網により支えられている[7]．真皮下血管網を温存すれば，一期的な除脂は可能であるが，皮島の大腿筋膜を温存した場合と比較すると皮島の血流範囲は狭くなると考えられる．逆に大腿筋膜の連続性があれば，脱上皮ではなく皮膚全層を切開しても皮島末梢の血流は保つことができる．

16. 閉　創

筋間と皮下に吸引ドレーンを留置する．筋間は

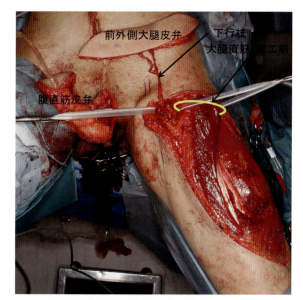

図 15. 有茎前外側大腿皮弁と有茎腹直筋皮弁による陰茎形成. 前外側大腿皮弁はペンローズドレーンを通した大腿直筋と縫工筋の下のトンネルを通して陰部へ移行

吸収糸でラフに縫合する. 大腿筋膜は可能なら縫合する. 皮膚は筋膜上で剝離授動し縫縮する. 筋膜や皮膚を無理に縫縮するとコンパートメント症候群を起こすことがある[8]ので注意が必要である. 縫縮できない場合は筋体上に植皮を行う.

参考文献

1) Song, Y. G., et al.：The free thigh flap：a new free flap concept based on the septocutaneous artery. Br J Plast Surg. **37**(2)：149-159, 1984.
2) Collins, J., et al.：A systematic review of anterolateral thigh flap donor site morbidity. Can J Plast Surg. **20**(1)：17-23, 2012.
3) 杉山成史, 松本 洋, 木股敬裕：【マイクロサージャリーにおける合併症とその対策】各種皮弁における合併症：前外側大腿皮弁. PEPARS. **80**：62-67, 2013.
4) Kimata, Y., et al.：Anatomic variations and technical problems of the anterolateral thigh flap：A report of 74 cases. Plast Reconstr Surg. **102**(5)：1517-1523, 1998.
5) Hanasono, M. M., et al.：A prospective study of donor-site morbidity after anterolateral thigh fasciocutaneous and myocutaneous free flap harvest in 220 patients. Plast Reconstr Surg. **125**(1)：209-214, 2010. doi：10.1097/PRS.0b013e3181c495ed.
6) Lipa, J. E., et al.：Patient-reported donor-site morbidity following anterolateral thigh free flaps. J Reconstr Microsurg. **21**(6)：365-370, 2005. doi：10.1055/s-2005-915203.
7) Alkureishi, L. W. T., et al.：Effects of thinning the anterolateral thigh flap on the blood supply to the skin. Br J Plast Surg. **56**(4)：401-408, 2003.
8) Addison, P. D., et al.：Compartment syndrome after closure of the anterolateral thigh flap donor site：a report of two cases. Ann Plast Surg. **60**(6)：635-638, 2008. doi：10.1097/SAP.0b013e3181453b7a.

◆特集／ベーシック＆アドバンス 皮弁テクニック
膝周囲の皮弁

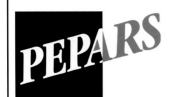

林　明照*1　王子富登*2

Key Words：膝部皮弁群（genu flap），膝窩後大腿皮弁（popliteo-posterior thigh flap），上外側皮弁（superior lateral genu flap），上内側膝皮弁（superior medial genu flap），区域皮弁（regional flap），穿通枝皮弁（perforator flap）

Abstract　膝関節周囲の組織欠損には臨床でしばしば遭遇する．外傷，悪性腫瘍切除後や人工膝関節感染などが原因となり組織欠損部で関節や骨が露出することが多く，遊離皮弁や区域皮弁を用いた再建の適応となる．その際，膝関節周囲の筋膜皮膚穿通枝を用いた膝部皮弁群（genu flap）は，低侵襲性，組織の適合性や再建の確実性，整容性といった観点から大変有用である．代表的な膝周囲の皮弁である，上外側膝皮弁（superior lateral genu flap），上内側膝皮弁（superior medial genu flap），膝窩後大腿皮弁（popliteo-posterior thigh flap）について，解剖，特徴，適応，および手技に関して要点を記載した．

はじめに

　膝関節周囲の筋膜皮膚穿通枝に基づく膝部皮弁群（genu flap）は 1980 年代から報告されるようになり，膝部の再建において重要な位置を占めるようになった．膝関節周囲の組織欠損の再建に際して重要なポイントは，十分な可動域を保持することと，露出部である欠損部の組織特性（色調，質感，厚み）を考慮することである．Genu flap はその 2 つのポイントを満たすことができ，かつ主幹動脈を障害しない区域皮弁として臨床的価値が高い．

　本稿では，genu flap に関わる膝周囲の血行解剖を述べるとともに，代表的な flap である，上外側膝皮弁（superior lateral genu flap）[1]，上内側膝皮弁（superior medial genu flap）[2]，膝窩後大腿皮弁（popliteo-posterior thigh flap）[3]による再建例を提示し，それらの特徴を述べる．

Genu flap の血行解剖

　膝関節周囲に分布する動脈は，外側では上・下外側膝動脈，前・後脛骨反回動脈，外側大腿回旋動脈下行枝など，内側では上・下内側膝動脈，下行膝動脈と伏在枝などがあり，これらは膝蓋骨前面で吻合し膝蓋動脈網を形成する．膝窩部へは大腿後面正中に沿って膝窩動脈，腓腹動脈，大腿深動脈などからの穿通枝が分布する（図 1）．

　各栄養血管の派生形態には若干の解剖学的異変がある[4]（図 2）．しかし，各栄養血管の筋膜穿通部位は概ね限局された範囲内にある．すなわち，上外側膝皮弁の栄養血管である上外側膝動脈は，膝窩動脈（稀に腓腹動脈）から起こり，筋枝や関節枝を出した後，外側広筋，大腿二頭筋短頭および大腿骨外側顆で囲まれた三角部で筋膜を穿通し，大腿外側面で皮下血管網を形成する[4]．上内側膝皮弁の栄養血管である上内側膝動脈は，膝窩動脈または下行膝動脈から起こり，大腿骨内側顆の上縁に沿って筋枝や関節枝を出した後，内側広筋，大内転筋腱および大腿骨内側顆で囲まれた三角部で筋膜を穿通し，大腿内側面で筋膜血管叢・皮下血

*1 Akiteru HAYASHI，〒285-0841　佐倉市下志津 564-1　東邦大学医療センター佐倉病院形成外科，教授
*2 Tomito OJI，同，助教

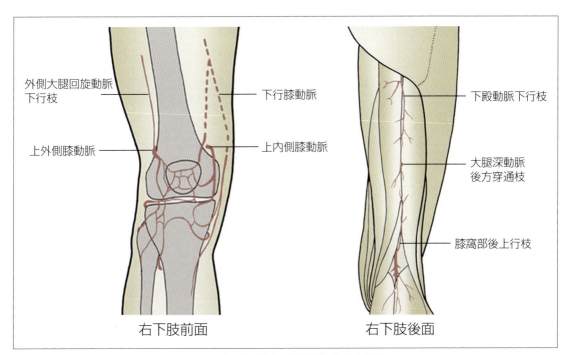

図 1. 膝関節周囲の動脈網と皮膚穿通枝

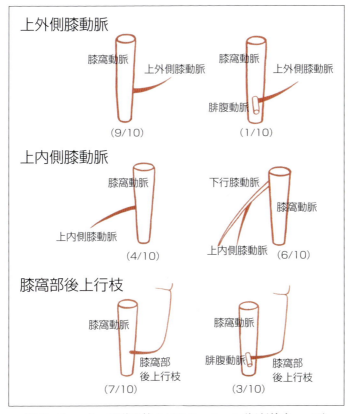

図 2. Genu flap 栄養血管のバリエーション（解剖検索 n＝10）

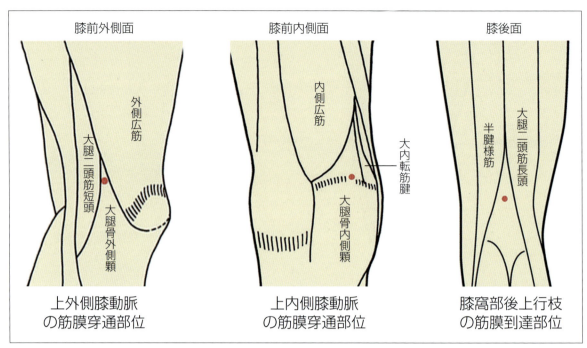

図 3. 膝部皮弁栄養血管の筋膜穿通・到達部位（●）

表 1. 代表的な膝周囲皮弁と大腿の部位別特性

Genu flap	皮弁の栄養血管	大腿皮膚の性状			
		皮膚の厚さ	有毛部	皮下脂肪	深筋膜
上外側膝皮弁	上外側膝動脈	やや厚い（約1.35 mm）	+	薄い	厚い
上内側膝皮弁	上内側膝動脈	比較的薄い（約1.10 mm）	少ない	やや厚い	薄い
膝窩後大腿皮弁	膝窩部後上行枝	薄い（約0.55 mm）	+	やや厚い	やや薄い

管網を形成する．膝窩後大腿皮弁の栄養血管となる膝窩部後上行枝は，膝窩動脈または腓腹動脈から分岐して大腿二頭筋長頭と半腱様筋の間で筋膜下に至り，大腿後面正中を上行して大腿深動脈の後方穿通枝と吻合しながら筋膜血管叢・皮下血管網を形成する[4)5)]（図 3）．

適　応

Genu flap が作成される大腿は，部位により皮膚の厚さや性状，皮下脂肪織や深部筋膜の厚さが異なるので，皮弁選択にはこれらの特徴にも留意する（表 1）．

Genu flap は遠位側に茎をもつ皮弁，筋膜皮弁であり，利点として，皮弁が薄く膝部～下腿の輪郭を再現できる，皮弁採取による機能障害（筋力低下，瘢痕拘縮）や知覚障害がない，栄養血管の位置が安定していて手技が容易であること，などが挙げられる．また，皮弁採取部は最大幅 10 cm までなら縫縮可能であり，瘢痕は被覆部であり目立たないので，若年者や女性に対しても利用価値が高い．

代表的な genu flap の皮弁採取部位と到達範囲を図 4 に示す．欠損の大きさにもよるが，臨床で遭遇する膝周囲の組織欠損に対してはこの 3 つの皮弁で再建できることがほとんどである．皮弁の選択は，皮膚の色調・質感，手術体位，皮弁採取

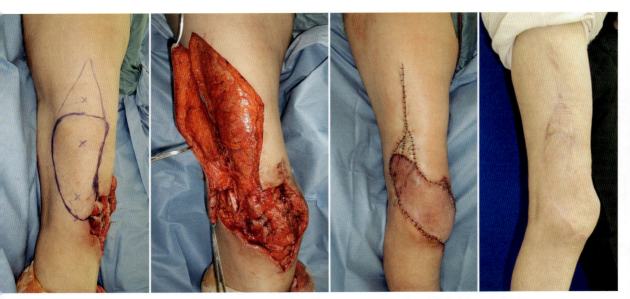

図 4.
膝部皮弁のデザインと到達範囲
（斜線部）

図 5．右人工関節置換後の膝部皮膚軟部組織欠損に対して上外側膝皮弁を用いた症例
a：19 cm×9 cm の上外側膝皮弁をデザインした．
b：穿通枝を残して挙上し，約 150°回転させた．
c：皮弁採取部は植皮を併用して閉創した．
d：1 年後の状態．皮弁は生着しており，良好な輪郭を保っている．

部の状態，創外固定器の有無などを考慮し，通常は欠損部と同側に皮弁をデザインする．組織欠損部として頻度の高い膝部前面には薄い皮弁が適合するため，上外側膝皮弁，膝窩後大腿皮弁を優先的に選択する（上内側膝皮弁はやや厚く，術中または二期的に脂肪減量を行うことがある）．また，膝関節周囲穿通枝の新たな応用として，上外側・上内側膝動脈の骨関節枝を利用したキメラ型骨皮弁や骨弁なども報告されている[6)7)]．

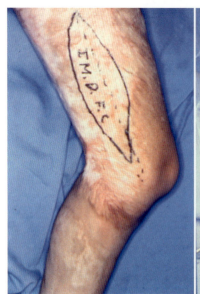
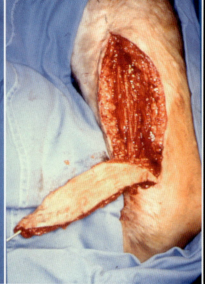
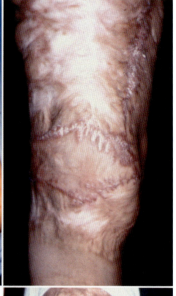
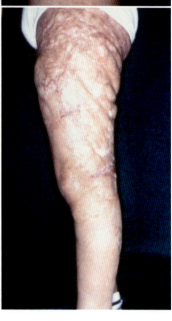

a	b	c
		d

図 6.
左膝窩熱傷後瘢痕拘縮に対して上内側膝皮弁を用いた症例
　a：22 cm×8 cm の上内側膝皮弁をデザインした.
　b：穿通枝を残して挙上し, 皮弁を膝窩に移行した.
　c：1 年後の状態（後面）. 皮弁は生着している.
　d：1 年後の状態（側面）. 皮弁により拘縮は解除されている.

各皮弁の実際

1. 上外側膝皮弁（superior lateral genu flap）[8)～11)]

　大転子と大腿骨外側顆を結ぶ線を皮弁の軸とし, 皮弁近位端はその軸の中点とし, 皮弁遠位端は大腿骨外側顆を含めるようにデザインする. 皮弁前縁は大腿直筋, 皮弁後縁は腸脛靱帯の 5 cm 後方までとする. 皮弁挙上は頭側から開始し, まずは筋膜上で剝離を進めるが, 血管茎となる穿通枝周辺の筋膜は皮弁側に含めて挙上する. 具体的には膝関節より 8 cm の位置から筋膜を含めるようにするとよい. 穿通枝周囲の組織を剝離し, 島状皮弁として欠損部に移行する（図 5）.

2. 上内側膝皮弁（superior medial genu flap）[8)～11)]

　大腿骨内側顆と鼠径靱帯中点を結ぶ線を皮弁の軸とし, 皮弁近位端はその軸の中点とし, 皮弁遠位端は大腿骨内側顆を含めるようにデザインする. 皮弁前縁は大腿直筋, 皮弁後縁は薄筋の後縁までとする. 皮弁挙上は頭側から開始し, 皮膚切開部で筋膜下まで切開し, 筋膜皮弁として挙上していく. 血管茎となる穿通枝周囲の剝離を行って島状皮弁とし, 皮弁の到達領域を確認する（図 6）.

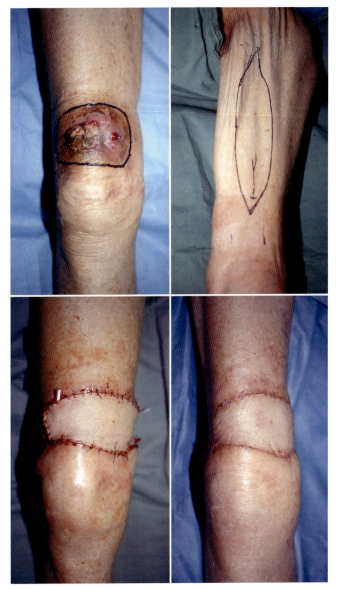

図 7.
右膝有棘細胞癌に対して膝窩後大腿皮弁を用いた症例
　a：右膝有棘細胞癌を筋膜を含めて切除した.
　b：27×8 cm の膝窩後大腿皮弁をデザインした.
　c：穿通枝を残して挙上し，皮弁を約 90°回転させて欠損部を被覆した.
　d：6 か月後の状態. 皮弁の厚みや質感の調和もよい.

3．膝窩後大腿皮弁(popliteo-posterior thigh flap)[8)~11)]

　皮弁遠位に膝窩部を含めるようデザインし，膝窩溝の 7～10 cm 頭側に出現する栄養血管を皮弁内に確保する．皮弁近位端は殿筋溝まで拡大でき，最大幅 8～10 cm まで採取できる．皮弁挙上は頭側から開始し，筋膜下に剝離を行う．この際，栄養血管は筋膜下で後大腿皮神経と伴走しているので，皮弁頭側端でこの神経を切断し皮弁に含めて挙上する．皮弁が緊張なく組織欠損部に移動できるように，穿通枝周囲を剝離して島状皮弁の挙上を完了する（図 7）．

皮弁再建時の留意点

　有茎の区域皮弁としての genu flap は血行の信頼性は高く，重度の末梢動脈狭窄例や皮弁の過緊張を避ければ，安定した結果を得ることができる．Genu flap の遊離皮弁としての有用性も報告[12)]されているが，血管柄が深部から立ち上がり，静脈系の解剖学的変異もあるため，やはり区域皮弁としての利用価値が高い．

　術前評価と計画に際しては，他の下肢の皮弁と同様に，ドップラー血流計，超音波検査や CT angiography などが推奨される．Genu flap の挙

上の際は，血管同定のためにも駆血帯を用いる必要性はない．また，皮弁採取部を縫縮できることがこの皮弁の利点のひとつだが，縫合部の緊張が高すぎると，下肢の血行不全とコンパートメント症候群を起こすことがあるので，無理せず植皮を追加する．その場合は皮弁頭側端に生じる dog ear を利用するとよい．

まとめ

Genu flap は膝関節周囲の筋膜皮膚穿通枝を茎とし大腿部に作成する皮弁である．膝周囲の再建では，主幹動脈を障害せず，欠損部への組織適合性が高いといった区域皮弁としての長所がある．皮弁採取部は被覆部で目立たず，機能障害や知覚障害を残さない．また，遊離皮弁よりも手術侵襲が低く，高齢患者や末梢動脈疾患を伴う症例においても有用性が高い．膝関節周囲の組織欠損の再建では，それぞれの皮弁の特性を踏まえ，欠損の部位や大きさ，栄養血管や皮弁採取部の損傷の有無を考慮して，genu flap を選択していくことが重要である．

参考文献

1) Hayashi, A., et al.：The lateral genicular artery flap. Ann Plast Surg. **24**：310-317, 1990.
   Summary　上外側膝皮弁の血行解剖と臨床応用の初めての報告．

2) Hayashi, A., et al.：The medial genicular artery flap. Ann Plast Surg. **25**：174-180, 1990.
   Summary　上内側膝皮弁の血行解剖と臨床応用の初めての報告．

3) Maruyama, Y., et al.：Popliteo-posterior thigh fasciocutaneous island flap for closure around the knee. Br J Plast Surg. **42**：140-143, 1989.
   Summary　膝窩後大腿皮弁の血行と臨床応用の初めての報告．

4) 林　明照ほか：膝周辺の皮弁．皮弁移植法　最近の進歩．第 2 版．鳥居修平編．pp. 215-227, 克誠堂出版, 2002.
   Summary　膝周囲筋膜皮膚穿通枝の詳細な解剖検索と臨床応用を解説．

5) Hupkens, P., et al.：Posterior thigh perforator flaps：An anatomy study to localize and classify posterior thigh perforators. Microsurgery. **33**：376-382, 2013.
   Summary　大腿後面の穿通枝皮弁の血行に関する解剖検索を報告した論文．

6) Hugon, S., et al.：Vascularized osteochondral graft from the medial femoral trochlea：anatomical study and clinical perspectives. Surg Radiol Anat. **32**：817-825, 2010.
   Summary　大腿骨内果の骨軟骨弁に関する解剖検索．

7) Sananpanich, K., et al.：Anatomical variations of the saphenous and descending genicular artery perforators：cadaveric study and clinical implications for vascular flaps. Plast Reconstr Surg. **131**：363e-372e, 2013.
   Summary　上内側膝動脈を含む下行膝動脈系の解剖検索と臨床応用．

8) 大西　清ほか：四肢に役立つ局所皮弁．皮弁・筋皮弁実践マニュアル．波利井清紀編．pp. 225-233, 全日本病院出版会, 2002.

9) 林　明照ほか：膝窩後大腿皮弁・膝関節皮弁（膝部皮弁）．形成外科診療プラクティス　皮弁外科・マイクロサージャリーの実際．百束比古編．pp104-108, 文光堂, 2010.

10) 苅部大輔ほか：【Local flap method】下肢の local flap method. PEPARS. **58**：89-94, 2011.

11) 林　明照：膝周辺に作成される皮弁．形成外科治療手技全書Ⅱ　形成外科の基本手技 2. 波利井清紀ほか編．pp. 162-166, 克誠堂出版, 2017.

12) Spokevicius, S., et al.：Anatomy and clinical applications of composite cutaneo-subcutaneous flap based on the lateral superior genicular vessels. J Reconstr Microsurg. **11**：15-20, 1995.
   Summary　上外側膝動脈皮弁の血行解剖と遊離皮弁の臨床応用を報告した論文．

◆特集/ベーシック&アドバンス 皮弁テクニック

下腿の皮弁

鳥山和宏[*1] 亀井 譲[*2] 鳥居修平[*3]

Key Words：筋弁（muscle flap），筋膜弁（fascial flap），逆行性（reverse flow），穿通枝（perforator flap），腓腹神経（sural nerve），伏在静脈（saphenous vein）

Abstract 下腿には，外傷による骨軟部組織損傷，骨軟部肉腫の広範切除，壊死性筋膜炎，糖尿病性足壊疽の波及など，皮弁の再建が必要となることが少なくない．一方，最近では，局所閉鎖陰圧療法の普及により，治療期間の短縮や植皮術など皮弁手術の回避が可能となってきた．しかし，治療が不成功に終わると，偽関節・骨髄炎に進展して難治化するとともに下腿切断に至ることがあり，その後の生活の質を大きく低下させる．本稿では，下腿の解剖，皮弁の適応，各種皮弁（腓腹筋弁，sural flap，外果動脈穿通枝皮弁）について概説する．

下腿の解剖

下腿は，脛骨や腓骨のボリュームが大きくて軟部組織が乏しく，下腿下 1/3 で最も細くなっている．この軟部組織は 4 つのコンパートメント（前方・外側・浅後方・深後方コンパートメント）に区画される．各コンパートメントには，重要な神経血管束がある前脛骨・腓骨・後脛骨動静脈があり，総腓骨神経が分岐して前方・外側コンパートメントを末梢に，脛骨神経が浅後方・深後方コンパートメントを末梢に走行する．また，下腿表面には，2 つの太い皮静脈（大伏在静脈・小伏在静脈）が下腿内側・後面正中を走行し，またこの皮静脈に伴走するように 2 つの太い皮神経（伏在神経・腓腹神経）が下腿皮下を走行する．

下腿での皮弁の適応

最近では陰圧閉鎖療法により，十分な肉芽組織が上がれば皮弁ではなく植皮で創閉鎖が可能となっている．しかし，以下の場合には皮弁の適応があると考えられる．

① 骨の露出
特に下腿前面では軟部組織が薄く，外傷により皮膚の壊死や剝脱により脛骨が露出されやすい．

② プレート露出
下腿骨の複雑骨折では，しばしば大きなプレートでの固定が必要となり，創縁部壊死によりプレートが露出しやすい．

③ 悪性腫瘍切除後
骨軟部悪性腫瘍の広範切除により，骨や重要な神経血管茎が露出される．

④ 骨髄炎
感染の制御と同時に血流のよい組織での十分な充填・被覆が必要となる．

下腿での皮弁の特徴

下腿での静脈還流は，静脈内の弁と下腿後面の筋群（腓腹筋・ヒラメ筋など）による筋ポンプによ

[*1] Kazuhiro TORIYAMA，〒467-8602 名古屋市瑞穂区瑞穂町字川澄 1 名古屋市立大学医学部形成外科，教授
[*2] Yuzuru KAMEI，〒466-8560 名古屋市昭和区鶴舞町 65 名古屋大学医学部形成外科，教授
[*3] Shuhei TORII，同，名誉教授

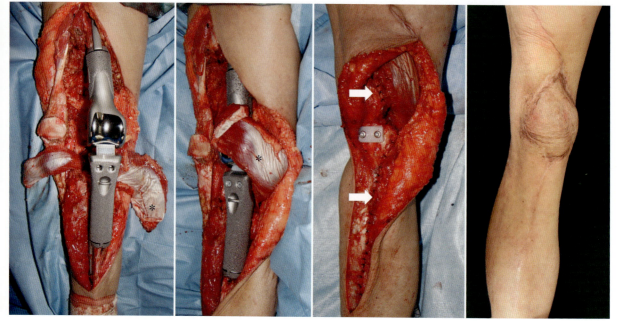

図 1. 両側腓腹筋弁．症例 1：68 歳，女性．右脛骨骨肉腫の広範切除後

a｜b｜c｜d

a：両側の腓腹筋弁を挙上
b：内側の腓腹筋弁（＊）で人工膝関節の内側と前面を被覆し，外側の腓腹筋弁で人工膝関節の外側を被覆した．
c：膝の伸展機構（矢印から矢印）を再建
d：術後半年．一部膝前面の皮膚壊死がみられたが，植皮にて創閉鎖できた．

るところが大きい．皮弁を順行性に（近位を皮弁茎に）挙上すれば問題ないが，しばしば欠損部が遠位にあり，逆行性に（遠位を皮弁茎に）挙上する必要がでてくる．この逆行性皮弁の静脈還流は，Torii ら[1]は還流圧が高くなると弁自体，あるいは伴走静脈の連絡枝，弁周囲のバイパスを通じて逆流すると述べている[1]．また Nakajima ら[2]の報告では，逆流抵抗に弱い弁が存在して，その弁から逆流が起こると述べられている．

各種の皮弁

1．腓腹筋（皮）弁

腓腹筋は，膝窩動静脈から分岐した内側・外側腓腹動静脈で栄養され，下腿遠位 2/3 まで幅広い筋腹を有する．腓腹筋弁は，栄養血管の位置から膝関節部から下腿中央部まで届き，内側と外側と独立して，また組み合わせて利用することができ非常に有用である[3)4)]．筋弁の挙上時には，残された下腿・足部の静脈還流を考えてできるだけ小伏在静脈を温存する．外側の腓腹筋弁を外側から前方に移動する時には，比較的浅層を走行する総腓骨神経に注意が必要である．また，腓腹筋皮弁とする時には，超音波検査で穿通枝を確認しておく[5]．さらに，腓腹動脈の血管解剖が解明されて，腓腹筋を含まない medial sural artery perforator flap が有茎皮弁・遊離皮弁として臨床応用されるようになった[6)7)]．

症例 1：68 歳，女性．右脛骨骨肉腫の広範切除後（図 1）

右膝関節の伸展機構（大腿直筋・膝蓋骨・下腿筋膜）を温存して，大腿骨遠位と脛骨・腓骨近位が切除されて，人工膝関節に置換された．人工膝関節を被覆すると同時に膝関節の伸展機構を補強再建する必要があり[8]，両側の腓腹筋弁を挙上した．この筋弁の挙上は人工膝関節の挿入を完了する前に行う方が容易であった．内側の腓腹筋弁の方が大きいので，これで人工膝関節の内側と前面を被覆し，外側の腓腹筋弁で人工膝関節の外側を被覆した．一部膝前面の皮膚壊死がみられたが，植皮にて創閉鎖できた．

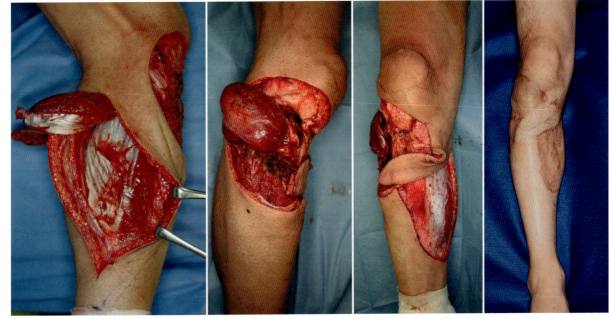

|a|b|c|d|

図 2. 外側腓腹筋弁＋筋膜弁．症例 2：54 歳，男性．右下腿外側軟部肉腫の広範切除後

右下腿外側の軟部肉腫切除に腓骨頭と膝蓋骨が露出して，下腿前面の筋膜が欠損
 a：外側腓腹筋弁を挙上し，総腓骨神経の損傷を避けながら，皮下トンネルを通じて欠損部に移動した．
 b：外側腓腹筋弁を欠損部に充填
 c：内側から下内側膝動脈穿通枝を含めて筋膜弁を挙上
 d：術後半年．腓腹筋弁と内側の筋膜弁の採取部に植皮した．

症例 2：54 歳，男性．右下腿外側軟部肉腫の広範切除後（図 2）

右下腿外側の軟部肉腫切除に腓骨頭と膝蓋骨が露出して，下腿前面の筋膜が欠損した．右下腿外側部は軟部組織の欠損が大きく，外側の腓腹筋弁で充填することとした．また，下腿前面は，膝関節の伸展機構の筋膜の欠損であったので，下腿内側部から筋膜皮弁を挙上して筋膜の連続性を再建することとした．小伏在静脈を温存して外側腓腹筋弁を挙上した．次に，比較的浅層を走行する総腓骨神経の損傷を避けながら，腓腹筋弁を外側から皮下トンネルを通じて欠損部に移動した．また内側からの筋膜弁には下内側膝動脈からの穿通枝を含め挙上した[9]．

2．Sural flap

Sural flap は，代表的な下腿後面の筋膜皮弁で，大きく順行性と逆行性に分けられる．その栄養血管は浅腓腹動脈で，膝窩動脈または（内側）腓腹筋動脈が腓腹筋に入る手前で分岐し，腓腹神経・小伏在静脈に沿って尾側に走行する[10)11)]．順行性皮弁が届く範囲は，大腿後面遠位から下腿中 1/3 である．皮弁自体の挙上は，腓腹神経・小伏在静脈を含み下腿筋膜下で剥離する容易な手技であるが，腓腹筋の内側頭と外側頭の間で予め超音波検査を用いて栄養血管の走行を確認しておく．

一方，逆行性皮弁（distally based superficial sural artery flap）では，栄養動脈は足関節外果 5 cm 上の腓骨動脈からの穿通枝と浅腓腹動脈の血管網である[11)]．同皮弁の挙上は下腿筋膜下で容易であるが，逆行性であり術後うっ血になりやすい．この対策としては，小伏在静脈の左右に幅 1 cm 程度の軟部組織をつけ，腓骨動脈穿通枝周囲の剥離を最小限にするとよい[12)]．同皮弁は，下腿中 1/3 から足部近位 1/3 からまで届き有用性が高い．皮弁の幅が 4 cm 程度であれば縫縮が可能であるが，それ以上では皮弁採取部に植皮を要する．腓

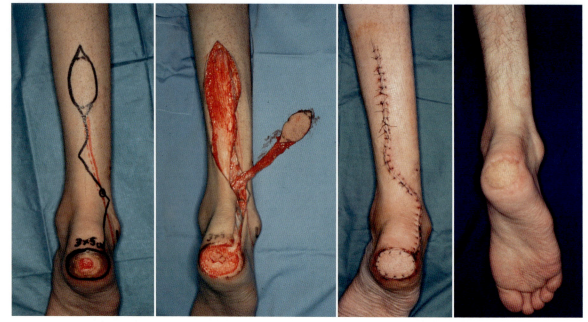

図 3. Distally based superficial sural artery flap. 症例 3：26 歳，男性．脊髄損傷による右踵部褥瘡

a｜b｜c｜d

a：右踵部褥瘡で一部踵骨が露出．右足関節外果から 5 cm 頭側で腓骨動脈から穿通枝をドップラー血流計で確認し，小伏在静脈に沿って下腿後面中央部に 5×3 cm の皮弁をデザイン
b：小伏在静脈の内外側に 1～2 cm ずつ軟部組織をつけて皮弁を挙上
c：折り返した皮弁茎に圧がかからないように創閉鎖
d：術後 8 か月
(図 3-a，d は Hasegawa, M., et al.：The distally based superficial sural artery flap. Plast Reconstr Surg. 93(5)：1012-1020, 1994. より転載．)

腹神経は浅腓腹血管の血管網に寄与するが，逆行性皮弁では腓腹神経を皮弁に含めずに(腓腹神経の知覚を温存して)挙上することができる[13]．

症例 3：26 歳，男性．脊髄損傷による右踵部褥瘡(図 3)

右踵部褥瘡で一部踵骨が露出していた．右足関節外果から 5 cm 頭側で腓骨動脈から穿通枝をドップラー血流計で確認し，小伏在静脈に沿って下腿後面中央部に 5×3 cm の皮弁をデザインした．小伏在静脈の内外側に 1～2 cm ずつ軟部組織をつけて皮弁を挙上した．皮弁の真皮と角層の厚い足底の皮膚の真皮がよく合うように縫合するとともに，折り返した皮弁茎に圧がかからないように創閉鎖した．

3．外果動脈穿通枝皮弁(lateral calcaneal artery perforator flap)

外果動脈は，腓骨動脈の遠位から連続し外果とアキレス腱の間を尾側に走行する．この動脈に栄養される皮弁が lateral calcaneal flap で，栄養血管が骨膜上を走行するために，採取部が骨膜上に植皮となり，比較的目立つ瘢痕となる[14]．外果動脈の血管解剖により，外果 1 cm のレベルから外果 0 cm にかけて外果動脈から複数の穿通枝を出し，この穿通枝は小伏在静脈や腓腹神経に伴走する血管と交通することがわかった[15)16]．外果動脈穿通枝皮弁は外果動脈の走行をドップラー血流計でトレースして，遠位より小伏在静脈，腓腹神経を含み筋膜上で皮弁を挙上する．近位は外果上 1 cm のレベルまでとする．皮弁の採取部はやや深く縫縮は困難で，一般に植皮を要する．本皮弁は

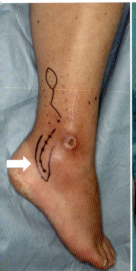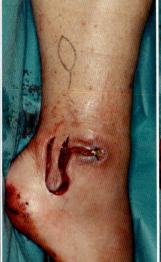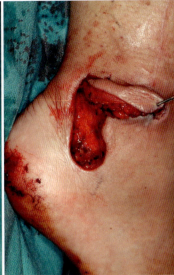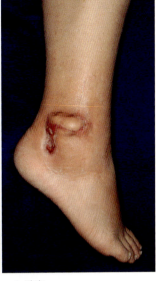

| a | b | c | d |

図 4. 外果動脈穿通枝皮弁．症例 4：69 歳，女性．右下腿骨折後のプレート露出
 a：右足関節外果部でプレートが露出．外果動脈の走行をドップラー血流計でトレースした（矢印）．
 b：遠位より小伏在静脈，腓腹神経を含み筋膜上で皮弁を挙上
 c：外果と同じ高さまで皮弁を挙上して，プレート露出部に移動
 d：術後 2 か月．皮弁の採取部は人工真皮移植後に分層植皮で閉鎖した．

穿通枝血管が隣の領域の sural flap の亜型とも考えられる[15]．

症例 4：69 歳，女性．右下腿骨折後のプレート露出（図 4）

 転倒して右脛骨・腓骨骨折にてプレート固定術を受けたが，術後 1 か月で痂皮を除去したところ右足関節外果部でプレートが露出した．当初 distally based superficial sural artery flap を予定したが，プレート手術時の手術瘢痕があり，外果動脈穿通枝皮弁に変更した．外果動脈の走行をドップラー血流計でトレースして，遠位より小伏在静脈，腓腹神経を含み筋膜上で皮弁を挙上した．皮弁遠位端には神経と静脈に伴走する細い動脈を認めた．外果と同じ高さまで皮弁を挙上して，プレート露出部に移動して皮弁を縫合した．皮弁の採取部は，深くまず人工真皮で閉鎖後に分層植皮で閉鎖した．

参考文献

1) Torii, S., et al.：Reverse-flow island flap：clinical report and venous drainage. Plast Reconstr Surg. **79**：600-609, 1987.
 Summary 早期から逆行性皮弁の静脈還流に注目してその機序を解明した．
2) Nakajima, H., et al.：Venous drainage of the radial forearm and anterior tibial reverse flow flaps：anatomical and radiographic perfusion studies. Br J Plast Surg. **50**：389-401, 1997.
 Summary 下腿の静脈弁には逆行しやすいものとしにくいものがあることを示した．
3) McCraw, J. B., et al.：The versatile gastrocnemius myocutanesous flap. Plast Reconstr Surg. **62**：15-23, 1978.
 Summary 腓腹筋だけに注目して移動する腓腹筋の術式の多様性を紹介した．
4) Dibbell, D. G., Edstrom, L. E.：The gastrocnemius myocutaneous flap. Clin Plast Surg. **7**：45-50, 1980.
 Summary 内側・外側の腓腹筋皮弁は同時に利用ができ血流がよく広く欠損部を被覆できることを示した．
5) Hallock, G. G.：Anatomic basis of the gastrocnemius perforator-based flap. Ann Plast Surg. **47**：517-522, 2001.
 Summary 下腿後面の腓腹筋からの穿通枝の解剖学的検索を行った．
6) Dusseldorp, J. R., et al.：Vascular anatomy of the medial sural artery perforator flap：A new classification system of intra-muscular branch-

ing patterns. J Plast Reconstr Aesthe Surg. 67：1267-1275, 2014.
   Summary　内側腓腹動脈の腓腹筋内での分岐を調べ分類した．

7) Wong, J. K. F., et al.：Versatility and "flap efficiency" of pedicled perforator flaps in lower extremity reconstruction. J Plast Reconstr Aesthe Surg. 70：67-77, 2017.
   Summary　Medial sural artery perforator flap の利便性を示した論文．

8) 鳥山和宏ほか：膝周囲の原発性骨悪性腫瘍切除後の腓腹筋弁による再建．創傷．4：196-202, 2013.
   Summary　膝周囲の再建では腓腹筋弁による膝伸展機構の再建が必要であることを示した．

9) 林　明照，丸山　優：皮弁，筋膜皮弁による膝関節部の再建．四肢の形成外科　最近の進歩　第2版．児島忠雄編．145-156，克誠堂出版，2005.
   Summary　膝関節周囲の穿通枝を利用した多彩な皮弁の紹介．

10) Leclère, F. M., et al.：Anatomic study of the superficial sural artery and its implication in the neurocutaneous vascularized sural nerve free flap. Clin Anat. 26：903-910, 2013.
    Summary　浅腓腹動脈の血管解剖．

11) Mojallal, A. M., et al.：Vascular supply of the distally based superficial sural artery flap：surgical safe zones based on component analysis using three-dimensional computer tomographic angiography. Plast Reconstr Surg. 126：1240-1252, 2010.
    Summary　Distally based superficial sural artery flap の血管解剖を丹念に調べた論文．

12) Hasegawa, M., et al.：The distally based superficial sural artery flap. Plast Reconstr Surg. 93：1012-1020, 1994.
    Summary　Distally based superficial sural artery flap の20例の報告．

13) 岩切　致ほか：遠位茎腓腹皮弁．皮弁外科・マイクロサージャリーの実際　挙上～血管吻合の基本から美容的観点を含めて．百束比古ゲスト編集．112-113，文光堂，2010.
    Summary　皮弁遠位端で腓腹神経を下面に残すことで知覚を温存できることを示した．

14) Grabb, W. C., Argenta, L. C.：The lateral calcaneal artery skin flap (The lateral calcaneal artery, lesser saphenous vein, and sural nerve skin flap). Plast Reconstr Surg. 68：723-730, 1981.
    Summary　Lateral calcaneal flap の基本論文．

15) Zhang, F. H., et al.：Modified distally based sural neuro-veno-fasciocutaneous flap：anatomical study and clinical applications. Microsurgery. 25：543-550, 2005.
    Summary　Distally based superficial sural artery flap の亜型として外果動脈穿通枝を栄養血管とする皮弁を確立．

16) Wang, S. J., et al.：Lateral calcaneal artery perforator-based skin flaps for coverage of lower-posterior heel defects. J Plast Reconstr Aesthe Surg. 68：571-579, 2015.
    Summary　外果動脈穿通枝皮弁による踵部再建．

「使える皮弁術―適応から挙上法まで―上・下巻」

編集／慶應義塾大学教授　中島　龍夫
　　　日本医科大学教授　百束　比古

B5判　オールカラー　定価各（本体価格12,000円＋税）

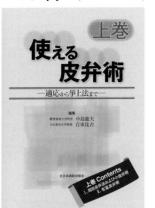

▽皮弁外科の第一線で活躍するエキスパートが豊富なイラストや写真で本当に「使える」皮弁術を詳しく解説！

▽「局所皮弁法および小皮弁術」、「有茎皮弁術」、「遊離皮弁術」、「特殊な概念の皮弁術・新しい方法」の4部に分けて、わかりやすくまとめました！

是非、手にお取りください！！

目次

上巻　188頁

Ⅰ．局所皮弁法および小皮弁術
Z形成術とその理論―planimetric Z plastyを含めて―
皮膚欠損修復に有用な幾何学的局所皮弁法
正方弁法とsquare flap principle
眼瞼、頬部再建に有用な局所皮弁
逆行性顔面動脈皮弁―特に外鼻、口唇の再建―
SMAP皮弁―顔面再建―
美容外科で用いる局所皮弁
唇裂再建に有用な局所皮弁・皮下茎皮弁
手・指の再建に有用な皮弁
皮下茎皮弁の適応―体幹四肢の再建―
Central axis flap method―multilobed propeller flap, scar band rotation flap, pin-wheel flap―
舌弁の適応と作成法

Ⅱ．有茎皮弁術
大胸筋皮弁―頭頸部再建―
後頭頸部皮弁　Occipito-Cervico(OC) flap
SCAP(superficial cervical artery perforator)皮弁―頭頸部再建　遊離皮弁の可能性も含めて―
鎖骨上皮弁―頸部再建―
DP皮弁・僧帽筋皮弁―頸部再建―
広背筋皮弁
有茎腹直筋皮弁―乳房・胸壁・会陰部・骨盤腔の再建―
SEPA皮弁―男性外陰部再建など―
殿溝皮弁(Gluteal fold flap)
大殿筋穿通枝皮弁―仙骨部再建―
VAFを利用した大腿部皮弁―鼠径外陰部再建―
大腿二頭筋皮弁―坐骨部褥瘡再建―
遠位茎腓腹皮弁による下腿・足再建
内側足底皮弁―踵再建―
DP皮弁―頭頸部再建―

下巻　192頁

Ⅲ．遊離皮弁術
前外側大腿皮弁―anterolateral thigh flap；ALT皮弁―
鼠径皮弁
浅腸骨回旋動脈穿通枝皮弁(superficial circumflex iliac artery perforator flap；SCIP flap)
肩甲下動脈皮弁―肩甲皮弁，広背筋皮弁，肩甲骨弁，肋骨弁―
TAP皮弁
腹直筋皮弁
DIEP flap
S-GAP flap(上殿動脈穿通枝皮弁)・I-GAP(下殿動脈穿通枝皮弁)
前腕皮弁
内側腓腹筋穿通枝皮弁
腓骨穿通枝皮弁と腓骨弁
足・足趾からの遊離皮弁

Ⅳ．特殊な概念の皮弁術・新しい方法
瘢痕皮弁　Scar(red) flap
キメラ型移植術による頭頸部再建
穿通枝スーパーチャージング超薄皮弁
穿通枝茎プロペラ皮弁法―The Perforator Pedicled Propeller(PPP) Flap Method―
穿通枝皮弁とsupermicrosurgery
プレファブ皮弁―血管束移植皮弁と組織移植皮弁―
顔面神経麻痺の機能再建(1)　側頭筋移行術
顔面神経麻痺の機能再建(2)　薄層前鋸筋弁
機能再建―有茎肋骨付き広背筋皮弁を用いた上腕の機能再建
皮弁による上眼瞼の機能再建
内胸動脈第3肋間穿通枝と胸肩峰動脈の吻合を利用した大胸筋皮弁
Expanded-prefabricated flap
VAFとV-NAF
拡大大殿筋皮弁

（株）全日本病院出版会

〒113-0033　東京都文京区本郷3-16-4
TEL：03-5689-5989　FAX：03-5689-8030
http://www.zenniti.com

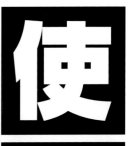
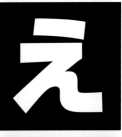
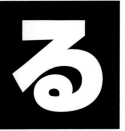
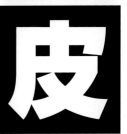
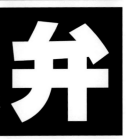
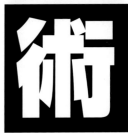

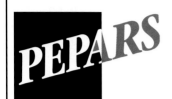

◆特集/ベーシック&アドバンス 皮弁テクニック
腓骨弁・腓骨皮弁の挙上方法

東　修智*1　櫻庭　実*2

Key Words：皮弁挙上(flap elevation), 超音波(ultrasonography), 穿通枝検索(perforator mapping), 腓骨皮弁(fibula osteocutaneous flap), 下顎再建(mandibular reconstruction)

Abstract　腓骨皮弁は，頭頸部再建においては下顎骨区域切除後や上顎骨全摘術後の硬性再建に用いられ，四肢再建においては悪性骨軟部腫瘍切除後の長管骨の再建に用いられることが多い．
　腓骨皮弁の特徴として 1) 20 cm 以上の長さの骨を採取できること，2) 皮弁は薄くしなやかであること，3) 頭頸部再建においては切除と同時進行で皮弁を挙上できること，4) 長管骨の再建に適していること，など多くの利点がある．一方で，欠点として 1) 穿通枝の破格が多いこと，2) 皮弁採取部は，多くの場合植皮が必要となること，3) 術後安静期間の観点からは高齢者には適応しづらいこと，が挙げられる．

はじめに

　腓骨(皮)弁は腓骨動静脈を主栄養血管とし，腓骨と，その外側の腓骨動脈の穿通枝で栄養される皮島からなる骨皮弁である．1975 年に Taylor ら[3]が，下腿開放骨折に対して腓骨弁を用いて再建を行った論文を報告したのが最初であるとされる．当初は四肢の長管骨の再建に用いられていたが，1989 年に Hidalgo ら[4]により下顎区域切除後の欠損に用いられてから，広く頭頸部の硬性再建にも用いられるようになった．

皮弁の血管解剖と皮弁デザイン

　腓骨(皮)弁の栄養血管は腓骨動静脈からの筋膜穿通枝もしくは筋間穿通枝である．腓骨動静脈は後脛骨動脈から分枝したのち，腓骨の後深部に沿って下行し，腓骨の内側稜に沿って長母指屈筋と後脛骨筋に囲まれて存在する．腓骨動静脈は下行するとともに骨髄枝と骨膜枝を分岐するほか，下腿外側皮膚に向かう穿通枝を分岐している．腓

骨自身は腓骨全長の中 1/3 で栄養孔から骨髄内に入る主栄養血管(骨髄枝)，および骨膜枝を介した骨膜血行により栄養される．下腿外側の皮膚を栄養する穿通枝は腓骨後縁に沿って複数本認められる．Yoshimura ら[5]の研究では腓骨の皮膚穿通枝は平均 4.8(3～8) 本認められ，その分布は，腓骨を頭側より 10 等分すると，4/10～8/10 の位置に満遍なく分布していると報告している．また Beppu ら[6]の報告では腓骨頭と外顆の中点から 2 cm 以内に皮膚穿通枝が存在する可能性が高いと報告している．
　術前の CT アンギオグラフィーと術中の皮膚穿通枝の位置を直接比較した報告のなかでも実際の分布は 3/10～8/10 あたりに満遍なく分布していた[7]．このように穿通枝の位置はヴァリエーションに富んでいるため，安定した皮弁を挙上するためには，腓骨の 1/2 から遠位 1/3 の部分を中心に存在する穿通枝を中心に，ある程度の皮弁長を持つデザインとすることがよいとされる(図 1)．術前に超音波カラードップラーを用いることが多い現在では，穿通枝を同定しておけば，必ずしも皮弁を長くとる必要はないと考えられる．
　また腓骨皮弁の特徴として，血管柄となる腓骨

---

*1 Shuchi AZUMA, 〒020-8505　盛岡市内丸 19-1　岩手医科大学形成外科，助教
*2 Minoru SAKURABA, 同，教授

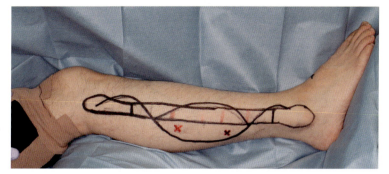

図 1.
術前に同定した皮膚穿通枝を含むように皮弁をデザインする.

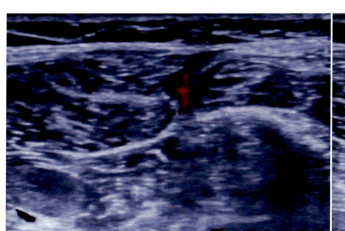
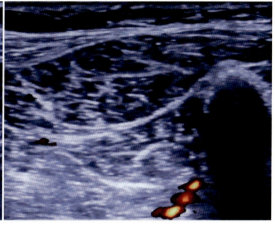

a｜b

図 2.
a：腓骨後縁に超音波のプローベを置き，腓骨皮弁の皮膚穿通枝を同定する．必ず腓骨筋(左)とヒラメ筋(右)の筋間を通っていることを確認する．
b：腓骨後縁から後面へプローベを移動させると，腓骨動静脈を確認することができる．

動静脈は，その全長で血管径が極端に細くなることはないため，腓骨皮弁の遠位に別の皮弁を吻合することも可能となる．

術前の超音波による皮膚穿通枝の同定

前述のように術前に超音波を用いて穿通枝を同定しておくことが望ましい．この際に注意しておくべき点は以下である．

1) 患者に術中と同じ体位をとってもらい，その位置で腓骨のマーキングや超音波検査を行う．

超音波を行う際には，体位によって体表に投影される腓骨や穿通枝の位置は容易に変わり得ることを念頭に置いておくべきである．

2) 皮膚穿通枝を必ず本幹に合流するまで描出する．

腓骨後縁で腓骨筋群とヒラメ筋の間から出てくる皮膚穿通枝を確認し(図2)，近位へ追っていく．多くの場合は筋間穿通枝として，そのまま腓骨動静脈へ合流するが，後脛骨動脈からの分枝である場合や，腓骨動静脈へ合流するまでにヒラメ筋内を複雑に走行する穿通枝もある．

3) 腓骨動静脈が後脛骨動脈と分枝する位置および腓骨から離れていく位置を確認する．

腓骨(皮)弁の血管柄の長さは，腓骨動脈が後脛骨動脈から分岐する位置で規定される．後述するように，近位の骨を除去し，より遠位の骨と皮弁を用いることで血管柄の延長を図ることができるが，術前に血管柄の長さのある程度の目安をつけ

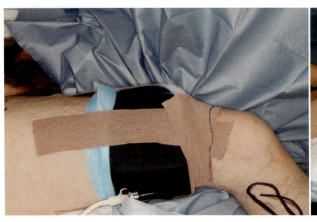
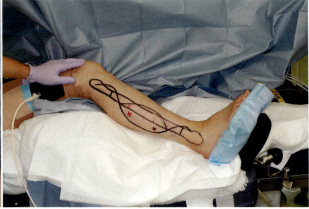

図 3.
a：ターニケットはずれないようにしっかりテープで固定しておく．
b：側板を用いて術中に膝を立てられるようにしておく．

ることも有用である．また腓骨の近位の骨切りの際，腓骨裏面に血管柄が近接していないことがわかっていれば，より安心して骨切りを行うことができる．

前出の Patrick らの報告では，CT アンギオグラフィーを用いた場合，皮膚穿通枝の約 95% を同定できたとしている[7]が，我々は超音波を用いて穿通枝を同定すれば術前に血管造影を行う必要はないと考えている．ただし下肢血管病変を有する患者や，重度の糖尿病など血管の狭窄病変が疑われる患者では，他の皮弁に変更する方がよい．やむを得ず腓骨皮弁を選択する場合は術前に血管造影を行う必要がある．

超音波で得られた穿通枝を中心にして，皮島の長軸を腓骨後縁に合わせるようにしてデザインする．

皮弁の挙上

腓骨皮弁の採取は仰臥位で行うことが多いが，側臥位でも可能である．ターニケット駆血下に手術を行った方が，操作が容易であるが，絶対必要というわけではない．手術に入る前に大腿部にターニケットを装着し，ターニケットがずれないようにしっかりテーピングで固定しておく（図 3-a）．さらに皮弁採取側の腰部と膝窩に枕や覆布を挿入し股関節を屈曲内転，膝関節を屈曲させた方が手術操作が容易である．去川ら[8]は膝関節屈曲位を保持するために，側板を用いるとさらに手術操作が容易であるとしている（図 3-b）．

① 皮膚切開は皮弁の前縁から開始し，すぐに下腿筋膜に至る．通常は筋膜上はほとんど剥離する必要はないが大きな皮島の場合は前方から後方に向かって筋膜上を剥離していき，浅腓骨神経を筋膜下に温存するよう注意する．

② 次に筋膜下に入り，腓骨後縁に向かって剥離を進めると，容易に皮膚穿通枝を同定することができる（図 4-a, b）．穿通枝の位置を確認した後に，皮弁のデザインを必要に応じて修正した後に，皮弁後縁にも切開を加えて，筋膜下を同様に剥離していく．この際，皮膚穿通枝からヒラメ筋に分枝を出したり，ヒラメ筋内を穿通枝が貫通しているため，不要な枝は適宜丁寧に処理していく（図 5-a, b）．また後大腿筋間中隔は腓骨を付着させたまま温存しておく．

③ 腓骨外側面において長短腓骨筋を腓骨から切離するが，その際，腓骨骨膜上に筋層を数 mm 程度付着させておく．前筋間中隔を越えると長母趾伸筋および長趾伸筋が現れるが，これらの筋は助手に筋鈎を引かせながら，術者自身の母指を用いてしっかりと緊張をかけて切離する．脛骨と腓骨の間の骨間膜を確認できれば，次は腓骨を採取部の近位・遠位で切断する．膝関節や足関節の安定性を残すために，必ず近位遠位に 6〜7 cm ずつ骨を温存する．

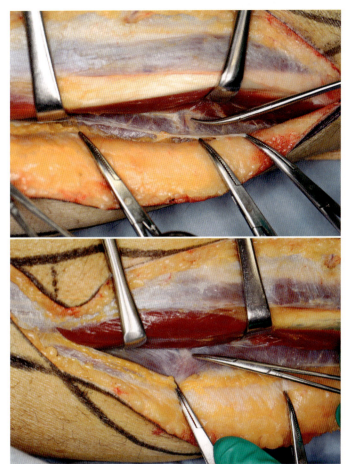

図 4.
a：図1における尾側の穿通枝
b：図1における頭側の穿通枝

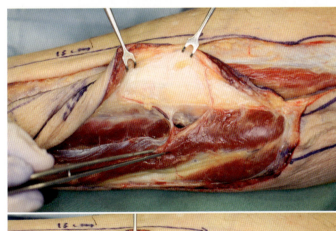

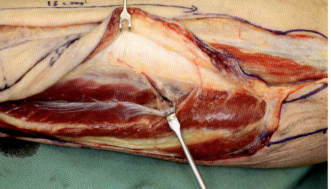

図 5.
a：一見するとヒラメ筋からの穿通枝に思える．
b：ヒラメ筋からの枝を結紮処理すると，その後方に筋間穿通枝を認めることができる．

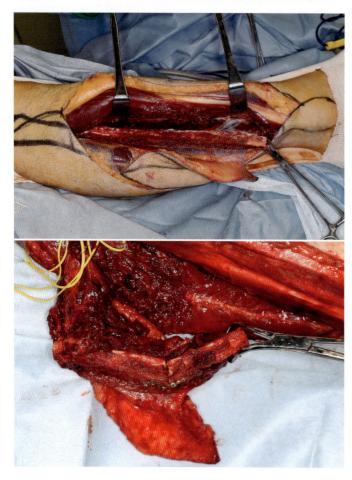

図 6.
a：腓骨の骨切り後に遠位を牽引すると，腓骨動静脈の末梢を確認できる．
b：皮弁切り離し前に腓骨の成形を行うと，虚血時間を短くすることができる．

④骨を切離したのち，骨間膜を切開すると，採取する腓骨を外側に引き出すことができる(図 6-a)．腓骨動静脈を末梢側で結紮切離し，腓骨を外側に引き出しながら，付着している後脛骨筋および長母指屈筋を切離する．その際，後脛骨筋に囲まれる腓骨動静脈を損傷しないようにするためには，後脛骨筋は 2 cm ほど腓骨に付着させるのがよい．

⑤腓骨動静脈を中枢側に向かって後脛骨動静脈との分岐部まで剝離する．下腿の静脈は枝も多く出血させると術野が悪くなることより，血管柄部分では注意深く丁寧に剝離を行うのは他の皮弁と同様である．

⑥ここまできたらターニケットの駆血を解除して皮弁と骨の血流を確認する．駆血時間は最長でも 90 分としている．遊離皮弁とする場合は，駆血時間と血管柄を切離した後の虚血時間が 3 時間を超えないように注意する．問題なければ皮弁の切離を行うが，骨の加工が必要な場合は，皮弁を切離する前に血流のあるままで加工を行うことで，虚血時間を少しでも短くすることができる(図 6-b)．

⑦皮弁採取部は十分止血を行い，筋間に持続吸引ドレーンを挿入して筋層同士を縫合する．明らかに色調不良な筋体がある場合にはそれらは切除してもよい．筋膜は縫合閉鎖できないことも多い．

⑧最後に皮膚を縫合して閉創するが，一般的に皮弁の幅が 3 cm を越えると単純縫縮の際に緊張が強くなることが多く，場合によってはコンパートメント症候群を引き起こし，下腿の血流不全を来すため，極力無理をせずに筋体上に植皮を行った方が無難である．

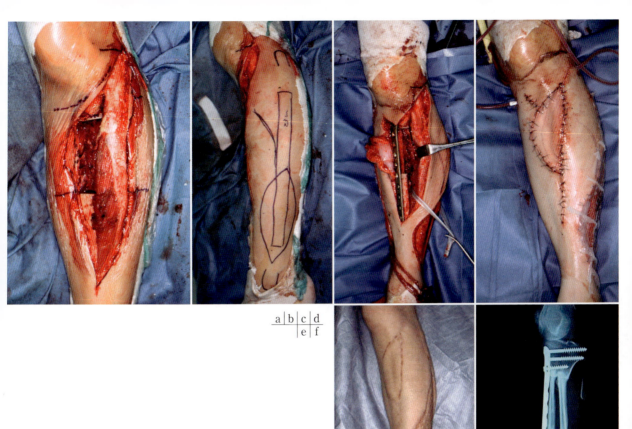

図 7.
症例 1：30 歳，女性
有茎腓骨皮弁を用いた四肢再建

a：腫瘍広範切除後の状態
b：移植する有茎腓骨皮弁のデザイン
c：腓骨皮弁移植後に残存脛骨と移植骨をプレートにて固定
d：手術終了時の状態
e：術後 1 年 8 か月時の創部の状態
f：術後 1 年 7 か月時の単純 X 線写真．良好な癒合が得られている．

代表症例

症例 1：30 歳，女性．有茎腓骨皮弁を用いた四肢再建（図 7-a〜f）

左脛骨悪性腫瘍（adamantinoma）に対して脛骨を含む腫瘍広範切除後に同側の有茎腓骨皮弁を用いて再建した．

腓骨の皮弁のデザインは，皮島が 5×14 cm，腓骨は 21 cm 採取した．脛骨の強度を再現するために，腓骨は骨切りを行い，double barrel にて再建を行った．腫瘍切除後の皮膚欠損に対しては，腓骨皮弁の皮島にて被覆し，腓骨皮弁採取部は分層植皮を行った．

術後 1 年 8 か月の時点で，骨癒合は良好で，患者は問題なく歩行できており，運動障害・知覚障害は認めない．

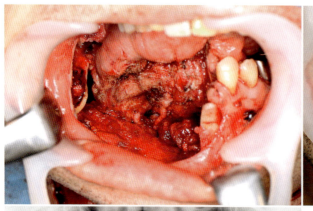
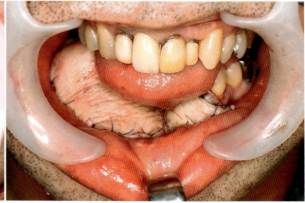
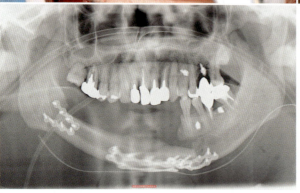

図 8.
症例 2：54 歳，男性
遊離腓骨皮弁を用いた頭頸部再建
　a：下顎区域切除後の口腔内の欠損
　b：手術終了時の状態
　c：術後のセファログラム．下顎の形態が良好に再現されている．

症例 2：54 歳，男性．遊離腓骨皮弁を用いた頭頸部再建（図 8-a～c）

右口腔底癌（squamous cell carcinoma）に対して，下顎区域切除（下顎骨切除範囲は右下顎角前方から左 3 まで）後に遊離腓骨皮弁を用いて再建した．

口腔底の再建のために腓骨皮弁の皮島を 6.5×18.5 cm でデザインし，腓骨は 21 cm 採取した．下顎の形態を再現するために骨切りを 1 回行った．骨切りで分節状になった骨は血流も考え，各々 4 cm とし，残りの骨は，血管柄の長さを延長するために骨膜下で腓骨に付着している筋体を剝離して，切断した．残存下顎骨断端にミニプレートを用いて固定した．オトガイ部を再現するための骨片の固定は，残存下顎骨をコの字型に切って，差し込むような形とした．これは，骨切りした骨片が短いと，骨膜枝を介した骨膜血行が不十分になるため，移植骨が壊死する可能性があるからである．

顎下部の死腔充填のため，後脛骨筋および長母指屈筋の一部を付着させ，また皮弁の余剰部も脱上皮を行って死腔の充填に用いた．

術後は一時的に顎下部に膿瘍貯留したものの保存的に改善し，経口摂取も問題なかった．

腓骨皮弁の利点

1．長い移植骨の採取が可能

膝関節や足関節の安定性を残すために，近位遠位に 6～7 cm ずつ骨を温存しても 25 cm にも及ぶ長い骨を採取することができる．

2．複数箇所の骨切りが可能

腓骨の血行は栄養孔から入る骨髄内血行と，骨膜血行の二重支配を受けており，複数の骨切りを行っても移植骨の良好な血流が保たれる．したがって，下顎骨のような複雑な形態の再現が安全に行え，また脛骨や大腿骨，踵骨などの再建には，double barrel に加工すれば荷重に対する強度を高めることができる．

3．長い血管柄が得られる

上述した通り，中枢側の骨を除去することにより血管柄を延長することが可能である．5 cm 以上延長できる場合がほとんどである．

4．flow-through 型の血管吻合が可能

これも上述の通り，腓骨動静脈はその全長で血管径が極端に細くなることはないため，腓骨皮弁の遠位に別の皮弁を吻合することも可能となる．腓骨皮弁のみでは被覆できないような大きな欠損には他の皮弁を併用する場合は，非常に有用である．

5．腓骨頭移植が可能[9]

腓骨皮弁の特殊な利用方法として腓骨頭皮弁の移植が挙げられる．上腕骨頭や橈骨遠位端の再建に用いられるが，腓骨頭に付着する大腿二頭筋腱や半腱様筋を同時に採取することにより，可動性のある関節の再建を行うことができる．

6．骨結合性インプラントの埋入が可能

腓骨は厚い皮質骨を有し，良好な血流があるため，下顎骨や上顎骨の再建に用いた場合，骨結合性インプラントの埋入により歯牙の再建が可能となる．

腓骨皮弁の注意点

1．患者の選択

問診にて既往歴や日常活動度，術後の社会復帰などについて入念に聴取することが大事である．年齢よりも術前の活動度の方が腓骨皮弁の選択により関わってくる．

2．皮弁採取部の後遺障害

浮腫は比較的よく見られる．機能的障害としての歩行障害は稀であるが，神経の損傷や筋体の拘縮による背屈障害の可能性はある．また術後の槌状趾変形をきたす症例が時に認められる．また皮弁挙上時や閉創時の浅腓骨神経や腓腹神経の損傷には注意が必要である．特に植皮を行う際に神経の直上に直接植皮をすると，術後に著明な疼痛を訴えることがある．

結　語

腓骨皮弁は多くの利点を有し，硬性再建の要となる皮弁である．血管解剖などの特性をよく理解するとともに，術前超音波による穿通枝の同定や，手術前の準備など，一つ一つの事柄を丁寧に実施していくことが，安全で確実な皮弁挙上につながる．

参考文献

1) Urken, M. L., et al.：Atlas of Regional and Free Flaps for Head and Neck Reconstruction. Flap Harvest and Insetting. Lippincott Williams & Wilkins, 2012.
   Summary　頭頸部再建における腓骨皮弁に関して，一般的事項から挙上法まで詳細に記述してあり一読の価値はある．
2) 櫻庭　実：腓骨穿通枝皮弁と腓骨弁．使える皮弁術―適応から挙上法まで―下巻．百束比古，中島龍夫編．80-86，全日本病院出版会，2010.
3) Taylor, G. I., et al.：The free vascularized bone graft. A clinical extension of microvascular techniques. Plast Reconstr Surg. 55：533-544, 1975.
4) Hidalgo, D. A.：Fibula free flap：A new method of mandible reconstruction. Plast Reconstr Surg. 84：71-79, 1989.
5) Yoshimura, M., et al.：The vascular of the peroneal tissue transfer. Plast Reconstr Surg. 85：917-921, 1990.
6) Beppu, M., et al.：The osteocutaneous fibula flap：An anatomic study. J Reconstr Microsurg. 8：215-223, 1992.
   Summary　5)6)はいずれも本邦からの下腿外側における皮膚穿通枝に関する報告であり穿通枝のおおよその位置を把握するのに重要である．
7) Patrick, B. G., et al.：A prospective study of preoperative computed tomographic angiographic mapping of free fibula osteocutaneous flaps for head and neck reconstruction. Plast Reconstr Surg. 130：541e-549e, 2012.
8) 菅原康志編，去川俊二著：インストラクションフラップ・ハーヴェスト．83-114，克誠堂出版，2014.
   Summary　腓骨皮弁の挙上法がイラストでわかりやすく説明されている．
9) Onoda, S., et al.：Use of vascularized free fibular head grafts for upper limb oncologic reconstruction. Plast Reconstr Surg. 127：1244-1253, 2011.

2017年 日本美容皮膚科学会書籍展示売上 ダントツNo1！！

Non-Surgical 美容医療 超実践講座

好評書籍

編著
宮田 成章
（みやた形成外科・皮ふクリニック 院長）

Non-Surgical 美容医療の基本の"キ"から、美容外科・美容皮膚科の領域で第一線を走る豪華執筆陣が行っている施術のコツまでを図総数281点、総頁数400頁にギッシリとつめこんだ，"超"実践講座！！

▶ 2017年7月刊　B5判　オールカラー
　定価（本体価格 14,000円＋税）

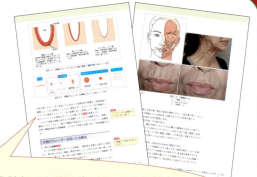

関連ページをすぐに読める「LINK」や疾患から読むべき項目が一目でわかる目次、著者が診療で使用している機器の設定などをご紹介する「私のプロトコール」など、明日からの美容医療診療に役立つ項目が満載！

contents

Ⅰ 準備編
　　Non-Surgical 美容医療を始めるにあたって
Ⅱ 総論
　　各種治療法総論
　　疾患ごとの考え方
Ⅲ 各論
　A レーザーによる治療
　　炭酸ガスレーザー
　　Er：YAG レーザー
　　Q スイッチアレキサンドライトレーザー・ルビーレーザー
　　Q スイッチ Nd：YAG レーザー
　　光治療
　　ロングパルスアレキサンドライトレーザー／ロングパルス Nd：YAG レーザー
　　付記：カーボンピーリング
　　ロングパルス Nd：YAG レーザー
　　ダイオードレーザー
　　フラクショナルレーザーの基本原理とノンアブレイティブフラクショナルレーザー
　　フラクショナル Er：YAG レーザー
　　フラクショナル炭酸ガスレーザー
　　ピコ秒レーザー
　B 高周波による治療
　　単極型高周波と高密度焦点式超音波治療
　　Radiative 式高周波
　C ボツリヌス菌毒素による治療
　　ボツリヌス菌毒素による治療
　　ボツリヌス菌毒素の注射手技：Microbotox
　D 注入剤による治療
　　ヒアルロン酸・レディエッセの注入手技①
　　ヒアルロン酸の注入手技②
　　PRP（多血小板血漿）療法
　E 糸による治療
　　スレッドリフト
　F スキンケアによる治療
　　薬剤の経皮導入：水光注射
　　薬剤の経皮導入：エレクトロポレーション
　　ケミカルピーリング、トレチノインおよびハイドロキノン
　　マイクロダーマブレーション：ダイヤモンドピーリング
　G 手術による治療
　　顔面の解剖と手術の概念
Ⅳ 経営
　　経営についての一般論・国内美容医療の状況

全日本病院出版会　〒113-0033 東京都文京区本郷 3-16-4　Tel：03-5689-5989
　　　　　　　　　　　http://www.zenniti.com　　　　　　　　　　 Fax：03-5689-8030

◆特集／ベーシック＆アドバンス 皮弁テクニック

足・足趾の皮弁

関堂　充[*1]　佐々木　薫[*2]　渋谷陽一郎[*3]

Key Words：内側足底皮弁（medial plantar flap），遊離皮弁（free flap），足趾移植（toe to hand transfer），半側趾腹皮弁（hemipulp flap），ラップアラウンド皮弁（wrap around flap）

Abstract　足より採取される皮弁には足底より採取される有茎・遊離内側足底皮弁，逆行性内側足底皮弁，外側足底皮弁，足背より採取される足背皮弁，足趾より採取される hemipulp flap, wrap around flap, total toe flap などがある．主に使用されるのは荷重部などの再建に内側足底皮弁が，指再建に足趾よりの皮弁である．

はじめに

足の特徴的な解剖を持つ部位としては足底，足趾が挙げられる．足底は荷重に耐えるため厚い角質を持つ皮膚，脂肪組織を持ち，縦走する膠原線維により皮膚は強固に足底腱膜と結合している．弾性線維からなる線維性中隔に囲まれた小室に脂肪組織があり，荷重のクッションとなっている．足底の表皮，角質は他部位と比較して非常に厚く特徴的な構造を持っており，同部位より採取された皮弁は荷重部の第一選択である．荷重部再建においては，①圧・剪力に耐えること，②靴の着用が可能であること，③歩行機能，④ protective sensation の獲得，などを考慮する必要があり，内側足底皮弁はこの特徴を有する皮弁である[1]．足趾は爪，骨，腱などを持つ組織で手指に類似した構造を持つ唯一の組織のため，手指の再建に用いられている．足背皮弁も薄い組織が採取でき有用であるが，靴を履いた時の知覚障害，潰瘍形成な

どの問題があり，また他の皮弁でも代替できることもあるため，当施設では現在使用していない．本稿では内側足底皮弁および足趾移植のバリエーションについて述べる．

足底の皮弁

1．足底の血管解剖

膝窩動脈より分枝した後脛骨動静脈は内踝後方で屈筋支帯の下を長母趾屈筋腱・長趾屈筋腱・脛骨神経とともに通る．屈筋支帯を貫いて踵骨枝を出したのち母趾外転筋腱起始部付近で，足底の栄養血管である内側足底動静脈と外側足底動静脈に分岐する（図 1-a）．内側足底動静脈は深枝を分枝したのち浅枝となり，母趾外転筋腱と短趾屈筋の間を走行する．深枝は足底の血行に関係しないが，第一底側中足動脈と吻合し，足底動脈弓を形成する．内側足底神経も内側足底動脈に伴走しており細い皮枝が分枝している．内側足底動脈浅枝は内側枝を分枝し内浅弓枝となり，3 本の総底側趾動脈となり対応する底側中足動脈と吻合する．総底側趾動脈は第 3，4 において欠損も報告されている．内側枝は母趾外転筋上を末梢に走行し第一中足骨基部付近で第一底側中足動脈と吻合する．外側足底動脈は内側足底動脈より太く短趾屈筋上を

[*1] Mitsuru SEKIDO，〒305-8575 つくば市天王台 1-1-1 筑波大学大学院臨床医学系形成外科，教授
[*2] Kaoru SASAKI，同，講師
[*3] Yoichiro SHIBUYA，同，講師

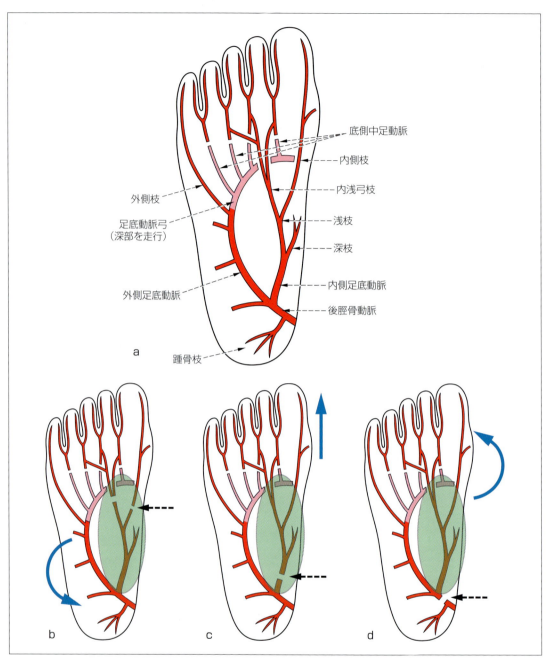

図 1. 足底動脈の解剖と内側足底皮弁のバリエーション
a：足底動脈の解剖
b：順行性内側足底皮弁．内側足底動脈の遠位を結紮し，近位へ回転
c：遠位茎逆行性内側足底皮弁．内側足底動脈の近位を結紮．逆行性血流で遠位へ皮弁を移動
d：近位茎逆行性内側足底皮弁．後脛骨動脈を結紮．外側足底動脈の逆行性血流—内側足底動脈の順行性血流で皮弁を栄養．遠位へ皮弁を移動する．
（b〜d の破線矢印：血管茎の切断部位）

外側に走行し，第5中足骨底部で深層を走行し，足背動脈からの深足底枝と交通して足底動脈弓を形成する[2]．脛骨神経は内顆より高位で分枝し内側足底神経と外側足底神経に分かれ，血管と並走し固有底側趾神経となる．

2．足底より採取される皮弁

主に非荷重部より内側足底動脈を茎として皮膚・軟部組織を採取する順行性内側足底皮弁(図1-b)，内側枝または内浅弓枝と第一底側中足動脈の吻合を利用した逆行性血流による遠位茎逆行性内側足底皮弁(図1-c)，後脛骨動脈を切離し，外側足底動脈と内側足底動脈の分岐部を温存することにより，外側足底動静脈の逆行性血流を用いた近位茎逆行性内側足底皮弁(図1-d)などがある[3]．また対側の荷重部再建には後脛骨動静脈を茎とした遊離内側足底皮弁としても使われる．外側足底動静脈を茎とした外側足底皮弁もあるが，外側足底動脈は足の血行支配優位の動脈であり，荷重部でもあることから内側足底動静脈を茎とする内側足底皮弁が主に用いられる．

3．内側足底皮弁のデザイン・挙上

荷重部は足趾の足底側，MP関節部，足底外側部および踵部である．ここにかからない内側足底非荷重部に皮弁をデザインする．荷重部に皮切線がかかると潰瘍や過角化の原因となるので注意する．皮弁は内側筋間中隔から第一中足骨MP関節が中心軸になるようデザインする．順行性皮弁では基部が内側足底動静脈と外側足底動脈分岐部までの剝離で踵部まで，後脛骨動静脈までの剝離で足関節まで被覆可能とされている．足底遠位の被覆の場合は逆行性皮弁を要する．

皮弁は仰臥位でも腹臥位でも可能であるが，大腿部に空気止血帯を巻いたのち仰臥位では股関節外旋，膝関節屈曲で，腹臥位では膝関節軽度屈曲し足背に枕を入れて皮弁挙上を行う．静脈がわからなくなるので，エスマルヒなどによる駆血は行っていない．

挙上方法は，① 皮弁遠位および内側より切開し皮膚穿通枝・内側足底動静脈を同定する方法と，② 近位より切開し後脛骨動静脈の同定を最初に行い，末梢へ剝離して内側足底動脈・穿通枝を確認する方法がある．①の方法では皮切後足底腱膜を確認し，内側足底中隔を切離しながら足底腱膜下に皮弁を挙上する．足底腱膜下に剝離すると内側足底動脈からの穿通枝が確認しやすい．内側は母趾外転筋腱を確認，外側は短趾屈筋を確認し筋間で穿通枝を損傷しないように剝離し内側足底動脈を同定する．内側足底動脈に内側足底神経が伴走しており，皮枝を出している．有茎皮弁の場合は内側足底神経を温存しつつ血管遠位を切断，外側足底動脈との分岐部まで剝離し，無理なく移動が可能になるまでとする．②の方法ではまず内踝後方から皮弁内側皮膚を切開し，屈筋支帯の下で後脛骨動静脈と後腓骨神経を同定する．その後末梢へ血管を剝離し内側足底動脈と外側足底動脈の分岐を確認する．母趾外転筋深側に血管が走行しているため母趾外転筋腱を切離するが，皮弁採取後に修復することとしている．外側足底動脈の分岐を確認後に遠位で内側足底動脈を剝離し，母趾外転筋腱と短趾屈筋の間の組織も皮弁に入れるようにすると穿通枝を損傷する可能性が少ない．知覚皮弁とする時は内側足底神経皮枝を皮弁に入れるようにし，皮枝は内側足底神経から顕微鏡下に剝離し長めに採取する(図2)．遊離皮弁の場合は後脛骨動静脈まで剝離して血管茎を切断する(図3)．

遠位茎逆行性内側足底皮弁(図1-c)は，内側足底動脈内側枝と第一底側中足動脈の交通，または総底側趾動脈と底側中足動脈の交通を利用する．皮弁内側から切開，剝離を行い内側足底動脈，内浅弓枝，内側枝を確認する．確認後，足趾側に向かって血管，皮下組織を含め挙上し，内側足底動脈近位部は結紮する．Pivot pointは母趾球部近位側の交通枝であるが，皮弁遠位側(踵側)の血流を温存するため茎の皮下組織を多めにして，剝離は無理なく移動可能な程度にとどめる．近位茎逆行性内側足底皮弁(図1-d)においては，順行性内側足底皮弁と同様に内側足底動脈を含めて皮弁挙上を行い，外側足底動脈との分岐部を温存する．順

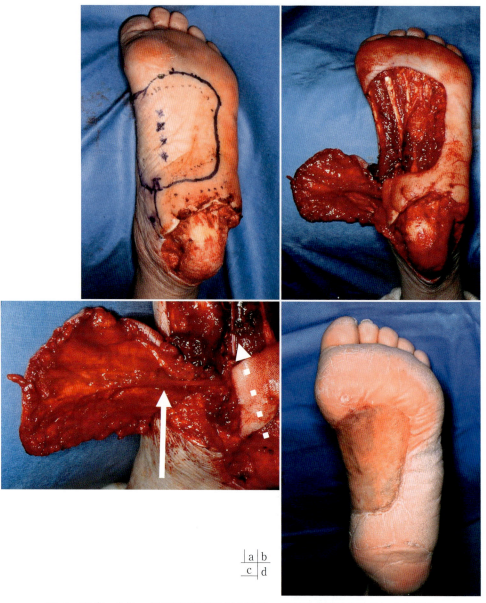

図 2. 78 歳, 女性. 左踵部悪性黒色腫切除後. 順行性内側足底皮弁による再建
a：踵部組織欠損および皮弁デザイン. ×はドップラーでマーキングした血管走行
b：内側足底動脈を茎として順行性に挙上. 内側足底動脈遠位を結紮, 切断
c：血管茎とした内側足底動脈(矢印). 内側足底神経は温存(破線矢印)し皮枝を入れる.
d：術後 6 か月. 皮弁採取部には大腿後面より分層植皮を行った. 潰瘍なども生じていない.

行性内側足底皮弁と異なるのは血管茎の切断を後脛骨動脈で行うため, 外側足底動脈を茎として皮弁を移動する点である. 動脈血流は足底動脈弓から外側足底動脈を逆行し, 内側足底動脈内で順行性となり皮弁に血流を供給する(図 4). 皮弁のうっ血が報告されており, うっ血時には後脛骨静脈の足背静脈への吻合を考慮する.

採取部には分層植皮または全層植皮を行い閉鎖する.

足趾の皮弁

1. 足趾の挙上のための解剖

前脛骨動脈は伸筋支帯下を走行したのち足背動脈となり, 末梢は第一背側中足動脈(first dorsal

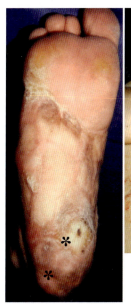
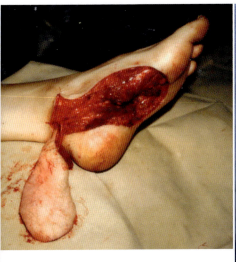
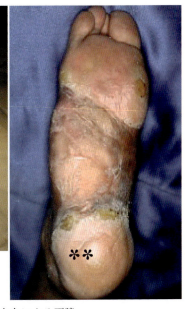

図 3. 44 歳，男性．外傷性潰瘍．遊離内側足底皮弁による再建
a：術前臨床像．右足中足部から踵にかけて植皮されている．踵部に過角化，潰瘍(*)が認められる．
b：後脛骨動静脈を茎として左足底より遊離内側足底皮弁を挙上
c：遊離内側足底皮弁移植 3 年 9 か月後．移植された皮弁(**)は良好な形態を保っている．
(文献 1 より改変)

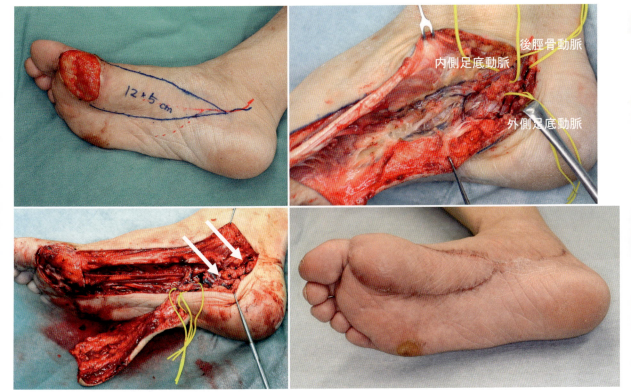

図 4. 46 歳，男性．右足底有棘細胞癌切除後欠損．近位茎逆行性内側足底皮弁による再建
a：5×5 cm の欠損に対し近位茎逆行性内側足底皮弁をデザイン
b：血管茎剥離後の状態
c：後脛骨動脈切断(矢印は両断端を示す)．外側足底動脈を茎として皮弁を前進
d：術後 1 年の状態
(文献 3 より改変)

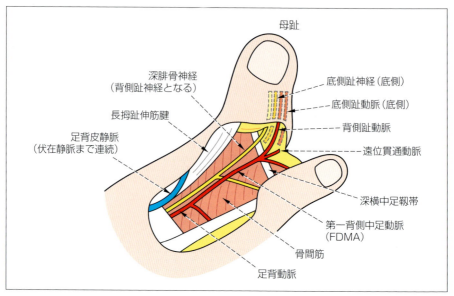

図 5. 足趾移植における第一背側中足動脈(First dorsal metatarsal artery；FDMA)の走行
FDMA には深腓骨神経が伴走し背側趾神経となる．静脈は背側皮静脈を皮弁に入れる．FDMA は骨間筋上または中を走行する．深横中足靱帯上にて第Ⅱ趾への動脈を分枝する．中足骨間を広げて採取すると展開がしやすい．皮弁採取時に底側趾神経も入れるようにする．

metatarsal artery；FDMA)となり骨間筋上または中を走行する(図5)．深横中足靱帯を越えて足底側に遠位貫通動脈-底側趾動脈と吻合，背側では背側趾動脈となる[4)5)]．動脈の分枝にはバリエーションが多くFDMA自体が細いか欠損していると血管茎として使用できない．その場合には第一底側中足動脈-足背動脈系を使用する．FDMAには深腓骨神経が併走し，背側趾神経となり，底側には底側趾神経があり，知覚を支配している．静脈はどちらも足背の皮静脈-大伏在静脈系を使用する．

2．足趾より採取される皮弁

上記 FDMA を茎として挙上できる皮弁として母趾外側または第Ⅱ趾内側の皮膚-皮下組織を採取する hemipulp flap(partial toe flap)，母趾の外側3/4程度の皮膚，皮下組織，爪，末節骨の一部を採取する wrap around flap，その変法で母趾の外側皮膚・爪，第Ⅱ趾内側皮膚を採取する twisted toe flap，母趾を基節骨・腱を含めて移植する great toe transfer やその変法で母趾を縮小して移植する trimmed toe transfer などがある．

3．足趾からの皮弁のデザイン・挙上法

上記の中で多く使われている母趾よりの wrap around flap の挙上に関して記載する[4)6)7)]．血管茎の剝離などは上記皮弁で共通している．wrap around flap は主に拇指再建に使用される．対側拇指の爪の大きさに合わせ内側の皮膚を残し外側の皮膚を足底まで使用する．静脈は皮静脈-足背皮静脈-大伏在静脈をマークしておく．動脈は趾動脈-FDMA-足背動脈が入るようにする．FDMAを露出するため第一中足骨と第二中足骨の間を足背動脈に向けて皮膚切開を弧状にデザインする．

手術は大腿に空気止血帯を巻いて仰臥位で開始する．静脈が見えにくくなるため駆血を行わず，うっ血させた状態で行っている．あらかじめ止血帯を巻いた状態で静脈をマーキングしておくとやりやすい．走行の浅い皮下静脈を確保するため前述の中足骨間の皮切を趾間部から足背動脈まで行い，静脈を確保する．太く第Ⅰ趾へ向かう静脈を温存し皮弁に含めるようにし，大伏在静脈まで連続させておく．次にFDMAを足背動脈より末梢に向かって剝離する．骨間筋の表面を走行する時は剝離が容易であるが骨間筋の中，底側を走行してわかりにくい時は中足骨間遠位の深横中足靱帯の上，または趾間で骨間靱帯を切離して末梢から検索して剝離する．FDMA欠損では底側趾動脈

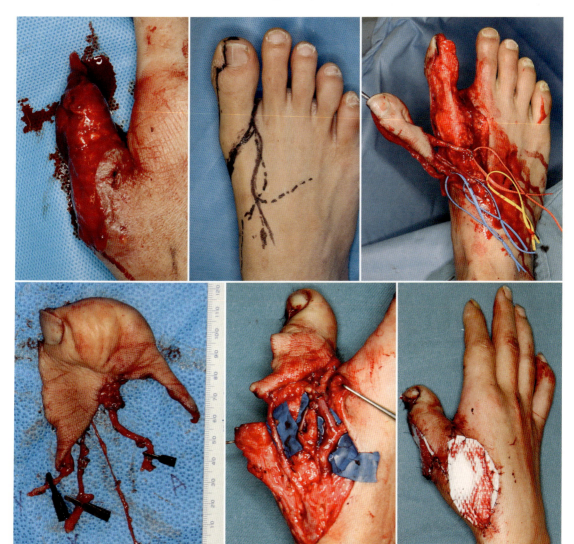
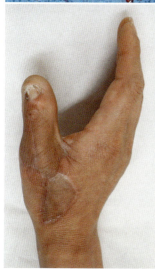
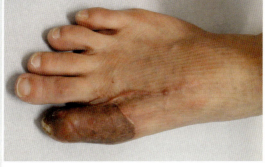

図 6.

26歳．男性．工場での右母指 degloving injury

　a：末節骨は残存するも，爪，皮膚は欠損
　b：右母趾に wrap around flap をデザイン．点線は皮静脈
　c：皮弁挙上．皮静脈を 2 本（青テープ），第一背側中足動脈（赤テープ），背側趾神経（黄テープ）ごと挙上．母趾内側の皮膚は残存
　d：切離した皮弁．皮弁には末節骨皮質，爪を含んでいる．
　e：皮弁移行，血管吻合．橈側動脈背側枝，皮静脈（2 本）と snuff box で端々吻合．深腓骨神経と橈骨神経浅枝，指神経（掌側）と底側趾神経をそれぞれ吻合
　f：術直後．手背皮膚欠損には人工真皮を貼付
　g：術後 1 年半臨床像．人工真皮には 2 週間後全層植皮術を行った．
　h：皮弁採取部には同様に 2 週後に同時に植皮を行った．

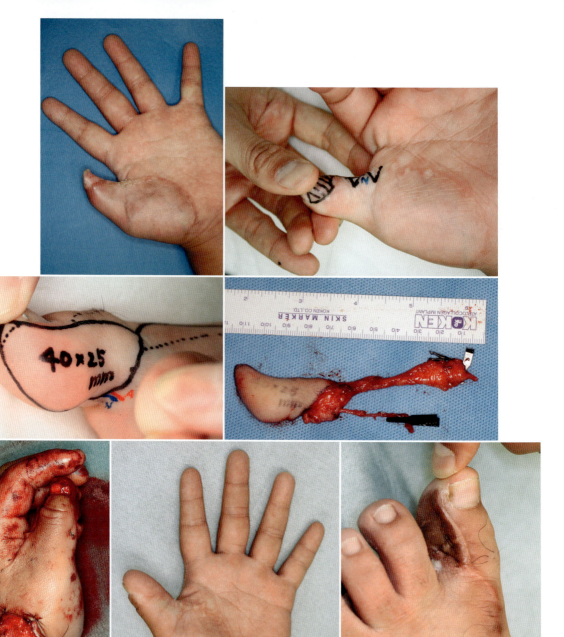

図 7. 18 歳, 男性. プレス機による左母指皮膚壊死, 瘢痕拘縮
 a：術前
 b：拘縮解除デザイン（斜線部を切除, Z 形成）
 c：左母趾外側に Hemipulp flap をデザイン
 d：第一背側中足動脈, 背側皮静脈を茎として挙上
 e：血管吻合. 橈骨動脈背側枝—皮弁動脈, 背側皮下静脈—橈側皮静脈を端々吻合とした.
　 掌側でも皮下静脈, 趾神経を吻合
 f：術後 1.5 年. 指尖部の拘縮が解除されている.
 g：皮弁採取部は植皮で閉鎖

に連続した底側中足動脈が発達しているため足背動脈まで剝離し血管茎として使用する．FDMA は多くの枝を出しているのでクリップで結紮切断していく．第Ⅱ趾への分岐部が深横中足靱帯上または近くで見られるので，wrap around flap の時は結紮する．血管茎の剝離終了後，母趾皮膚に切開を入れて皮弁を挙上する．背側趾神経は FDMA 剝離時に同定し長めに，切開した底側で底側趾神経を同定し神経吻合用に確保しておく．皮弁は内側より外側に向かって，骨膜上-腱鞘上で剝離した血管，神経を含めるように挙上する．後ほど植皮をするために腱の部位は paratenon を残しておく．爪部は末節骨骨膜まで切開し爪床を含めるため骨皮質をノミなどで薄く一塊として採取する．長い血管茎が必要であれば足背動脈の剝離を前脛骨動脈まで延長する．

皮弁を挙上して血管の剝離が終了したら駆血をはずして血流を確認する．

基節骨遠位などの欠損がある時は腸骨移植を行う[7]．採取した腸骨を趾骨状に加工して残存骨に固定する．移植皮弁は残存した母指骨または移植骨をくるむように縫合する．

吻合血管は母指再建の場合，動脈は FDMA または足背動脈と橈骨動脈浅枝との端々吻合，または橈骨動脈との端側吻合，静脈は大伏在静脈と橈側皮静脈などとの端々吻合が主に行われる．母指再建の場合は snuff box での吻合が一般的である．神経縫合は底側趾神経と母指掌側の指神経，背側趾神経と橈側皮神経の 2 本を可能であれば吻合する．採取した末節骨皮質は骨に孔をあけてワイヤーなどで固定するかキルシュナーワイヤーで固定する．移植部の緊張が強い場合には人工真皮などで raw surface を被覆する．

採取部は wrap around flap であれば爪-末節骨の部分欠損，足趾全移植であれば趾の欠損を生ずる．可能であれば残存皮弁で骨露出部を被覆するが，採取量によっては困難で全採取部は被覆不可能である．露出骨を被覆するため足趾の交叉皮弁も報告されているが筆者は一次的に人工真皮で被覆し，約 2 週後に採取部に植皮を行っている（図 6）．

Hemipulp flap は母趾の外側または第Ⅱ趾内側に作成され指末端部，指尖部の再建に神経付きで用いられる．血管茎は wrap around flap などと同様に FDMA を使用し，母趾外側を使用する場合は母趾背側趾動脈，Ⅱ趾を使用する場合はⅡ趾背側趾動脈を使用し，静脈も同様に皮静脈を使用する．底側の趾動脈を使用した short pedicle も報告されている．Hemipulp flap を使用する場合は趾足底中央側を越えないようにデザインし閉鎖時に行う植皮が荷重部にかからないようにする．皮弁挙上は血管茎，神経を損傷しないように骨膜上で行い，底側趾神経を含むように挙上する．吻合血管は short pedicle では指動脈，皮静脈と，長い茎の時は wrap around flap と同様である．指神経と底側趾神経の吻合を行い知覚皮弁とする（図 7）．採取部には植皮を行う．

まとめ

足から採取される皮弁で代表的な内側足底皮弁のバリエーション，足趾移植のバリエーションについて記載した．両皮弁は足に特徴的な組織を使用し，有用な皮弁である．

参考文献

1) 関堂　充ほか：各種遊離組織移植を用いた足底荷重部再建の経験．日形会誌．25：715-723，2005．
2) 並木保憲，鳥居修平：足底非荷重部を利用した皮弁作成に必要な局所解剖．形成外科．31：682-689，1988．
3) 佐々木　薫，関堂　充：【再建外科で初心者がマスターすべき 10 皮弁】内側足底皮弁の基本とその応用．PEPARS．118：81-88，2016．
4) 生田義和ほか：足趾-手移植．微小外科．生田義和ら編著．261-283，南江堂，1993．
5) Hou, Z., et al.：Anatomical classification of the first dorsal metatarsal artery and its clinical application. Plast Reconstr Surg. 132：1028e-1039e, 2013.
6) Morrison, W. A., et al.：Thumb reconstruction with a free neurovascular wrap-around flap from the big toe. J Hand Surg Am. 5：575-583, 1980.
7) Doi, K., et al.：Reconstruction of the thumb with a free wrap-around flap from the big toe and an iliac-bone graft. J Bone Joint Surg. 67：439-445, 1985.

ピン・ボード

第1回キャリア支援委員会のご案内
（第61回日本形成外科学会総会・学術集会）

日本形成外科学会キャリア支援委員会
委員長　山下理絵

日本形成外科学会では，2012年4月の第55回日本形成外科学会総会時に，女性支援ワーキンググループ（women surgeons working group：WG）を発足し，「形成外科の女性医師」のために，先輩形成外科と語る会，女性医師M（メンター：先輩医師）M（メンティー：後輩医師）の会を開催し，女性医師サポートのために，小規模な相談会を行ってきた．第61回日本形成外科学会総会より，その内容を継承しながら日本形成外科学会「キャリア支援委員会」（Support for career formation：SCF）と名称を改め，女性だけでなく男性形成外科医も含めたキャリア支援についてのサポートを行っていく予定である．しかし，新入会員の4割が女性となり，仕事と生活の両立が大きな問題となっている現実があり，キャリア支援の重要な仕事として，今後も女性医師支援は中心になると考えている．

日　時：2018年4月11日(水)：13時～15時半
会　場：電気ビル共創館(ホテルニューオータニ博多の横のビル)
　　　　（第61回日本形成外科学会総会・学術集会　第6会場）
プログラム
　第一部：13：10～14：10
　　特別パネルディスカッション2：
　　Life Work Balance：現在・過去・未来
　第二部：14：10～15：40
　　特別パネルディスカッション3：
　　アフタヌーンバブルス(泡)セミナー
　　　　　　　後援：キャリア支援委員会
　　　　　　　共催：(株)ジェイメック，(株)PRSS
　　1）Woman plastic surgeon の現状
　　2）招待講演：東洋大学国際学部グローバルイノベーション学科教授　横江公美先生
　　3）テーブルディスカッション
参加資格：第61回日本形成外科学会総会・学術集会出席者(男女)

＊キャリア支援委員会1回目のセミナーです．今後，取り組んでほしい課題，要望などございましたら，お知らせください．

第6回日本眼形成再建外科学会学術集会

会　期：2018年6月2日(土)～3日(日)
会　長：野田実香(慶應義塾大学医学部眼科学教室)
会　場：慶應義塾大日吉キャンパス協生館
　　　　藤原洋記念ホール
　　　　〒223-8526　横浜市港北区日吉4-1-1
　　　　TEL：045-564-2500
演題募集：
　申し込み期間：2018年2月12日(月)～2018年3月28日(水)
　学会ホームページ掲載の募集要項をご確認のうえ，メールにてお申し込みください．
会　費：
　会員の医師・企業社員　　：(事前)8,000円
　　　　　　　　　　　　　　(当日)10,000円
　非会員の医師・企業社員　：(事前)10,000円
　　　　　　　　　　　　　　(当日)12,000円
　医療機関の非医師職員ならびに後期研修医
　　　　　　　　　　　　　：(事前)4,000円
　　　　　　　　　　　　　　(当日)5,000円
　学生，前期研修医：無料
　懇親会費：7,000円
事前参加登録締切：2018年5月18日(金)
　尚，事前参加登録はオンラインでのクレジットカード決済のみとなります．
　事前登録は学会ホームページよりお願いいたします．
　(https://www.jsoprs.jp/)

シンポジウム：
　①「先天外眼部疾患への異なるアプローチ―それぞれのコツと問題点―」
　②通水可能な流涙へのアプローチ（仮題）
　③「開業医における日帰り局麻外眼部手術」
特別講演：
　演者：前川二郎(横浜市立大学医学部形成外科学教室教授)

当日はクールビズを奨励しておりますので，ノーネクタイでご来場ください．

事務局
　第6回日本眼形成再建外科学会学術集会事務局
　株式会社メディプロデュース内
　TEL：03-5775-6070　FAX：03-5775-2076
　E-Mail：jsoprs6@mediproduce.com

日本頭頸部癌学会主催 第9回教育セミナー

日　時：2018年6月13日(水)　12:30〜17:30(予定)
会　場：新宿NSビル　スカイカンファレンス30階西ホールA＋B
〒163-0813　東京都新宿区西新宿2丁目4番1号
TEL：03-3342-3755
URL：http://www.shinjuku-ns.co.jp/
(第42回日本頭頸部癌学会会場からは徒歩で5分ほどの別会場となります。)
内　容：テーマ 1. 頭頸部癌総論，2. 上顎，3. 下咽頭
受講料：5,000円
「第9回教育セミナー」と明記の上，下記口座にお振り込みください。
郵便振替口座　00190-2-420734　一般社団法人日本頭頸部癌学会
申込方法：原則当日受付は行いません。席に余裕がある場合には受講のみは可能とします が，いかなる理由であっても当日受付での受講修了証の発行は致しませんのでご注意ください。
応募方法の詳細はホームページをご覧ください。
※なおホームページからの事前登録はいたしません。
申込締切：2018年 年6月1日(金)(必着)先着順に受付いたします。
参加資格：特に規定はありません(ただし，一般の方は対象としておりません)。医師以外のメディカルスタッフの方も歓迎いたします。医学生，初期研修医，医師以外のメディカルスタッフの方は，参加費は無料ですがその場合，指導教授(医)または本学会員の証明が必要です。本学会HP内の案内に書式を掲載する予定です。
定　員：400名
問い合わせ：
〒135-0033　東京都江東区深川2-4-11
一ツ橋印刷(株)学会事務センター内，日本頭頸部癌学会セミナー担当宛
TEL：03-5620-1953　FAX：03-5620-1960

第33回日本眼窩疾患シンポジウム

会　期：2018年9月8日(土)
会　場：上野精養軒
〒110-8715　東京都台東区上野公園4-58
TEL：03-3821-2181(代)
会　長：村上　正洋(日本医科大学武蔵小杉病院眼科　眼形成外科)
テーマ：特技からの脱却―教育と標準化
特別公演：「眼窩眼瞼疾患のシミュレーション外科」
香川大学医学部形成外科学講座　教授
　　　　　　　　　　　　　　　永竿智久先生
日本医科大学千葉北総病院形成外科　教授
　　　　　　　　　　　　　　　秋元正宇先生
演題募集：2018年3月1日(木)〜5月1日(火)
事前登録：2018年3月1日(木)〜7月31日(火)
会　費：事前登録：7000円
　　　　当日登録：8000円
　　　　懇親会：5000円
連絡先：〒211-8533　川崎市中原区小杉町1-396
日本医科大学武蔵小杉病院眼科　眼形成外科
担当：村上・高村(学会秘書)
TEL：044-733-5181(内線3190)
E-mail：jsod2018@nms.ac.jp
HP：http://jsod2018.com/

第23回日本臨床毛髪学会学術集会
The 23th Annual Meeting of Japan Society of Clinical Hair Restoration

会　期：2018年11月24日(土)・25日(日)
会　長：井砂　司(東京女子医科大学東医療センター形成外科学，教授)
会　場：ホテルラングウッド
〒116-0014　東京都荒川区東日暮里5-50-5
TEL：03-3803-1234　　FAX：03-3803-2810
学会テーマ：臨床毛髪学会に新しい息吹を
　　　　　　Explore the future of the hair restoration
演題募集期間：2018年6月1日(金)正午〜2018年7月20日(金)正午
※詳細は学会HPをご参照ください．
事務局：
事務局長　片平次郎
東京女子医科大学東医療センター形成外科学
〒116-8567　東京都荒川区西尾久2-1-10
TEL：03-3810-1111(内線4111)
FAX：03-3800-4788
e-mail：jschr2018@gmail.com
http://jschr2018.umin.jp/

FAX による注文・住所変更届け

改定：2015年1月

　毎度ご購読いただきましてありがとうございます．
　読者の皆様方に小社の本をより確実にお届けさせていただくために，FAX でのご注文・住所変更届けを受けつけております．この機会に是非ご利用ください．

◇ご利用方法
　FAX 専用注文書・住所変更届けは，そのまま切り離して FAX 用紙としてご利用ください．また，注文の場合手続き終了後，ご購入商品と郵便振替用紙を同封してお送りいたします．**代金が 5,000 円をこえる場合，代金引換便とさせて頂きます．** その他，申し込み・変更届けの方法は電話，郵便はがきも同様です．

◇代金引換について
　本の代金が 5,000 円をこえる場合，代金引換とさせて頂きます．配達員が商品をお届けした際に，現金またはクレジットカード・デビットカードにて代金を配達員にお支払い下さい(本の代金＋消費税＋送料)．(※年間定期購読と同時に 5,000 円をこえるご注文を頂いた場合は代金引換とはなりません．郵便振替用紙を同封して発送いたします．代金後払いという形になります．送料は定期購読を含むご注文の場合は頂きません)

◇年間定期購読のお申し込みについて
　年間定期購読は，1年分を前金で頂いておりますため，代金引換とはなりません．郵便振替用紙を本と同封または別送いたします．送料無料，また何月号からでもお申込み頂けます．
　毎年末，次年度定期購読のご案内をお送りいたしますので，定期購読更新のお手間が非常に少なく済みます．

◇住所変更届けについて
　年間購読をお申し込みされております方は，その期間中お届け先が変更します際，必ずご連絡下さいますようよろしくお願い致します．

◇取消，変更について
　取消，変更につきましては，お早めに FAX，お電話でお知らせ下さい．
　返品は，原則として受けつけておりませんが，返品の場合の郵送料はお客様負担とさせていただきます．その際は必ず小社へご連絡ください．

◇ご送本について
　ご送本につきましては，ご注文がありましてから約1週間前後とみていただきたいと思います．お急ぎの方は，ご注文の際にその旨をご記入ください．至急送らせていただきます．2～3日でお手元に届くように手配いたします．

◇個人情報の利用目的
　お客様から収集させていただいた個人情報，ご注文情報は本サービスを提供する目的(本の発送，ご注文内容の確認，問い合わせに対しての回答等)以外には利用することはございません．

　その他，ご不明な点は小社までご連絡ください．

株式会社　全日本病院出版会　　〒113-0033　東京都文京区本郷 3-16-4-7F
電話 03(5689)5989　FAX03(5689)8030　郵便振替口座 00160-9-58753

FAX 専用注文書

形成・皮膚 1803　　年　月　日

○印	PEPARS	定価(税込)	冊数
	2018年1月~12月定期購読(No. 133~144；年間12冊)(送料弊社負担)	41,256円	
	PEPARS No. 123　実践！よくわかる縫合の基本講座　増大号	5,616円	
	PEPARS No. 111　形成外科領域におけるレーザー・光・高周波治療　増大号	5,400円	
	バックナンバー(号数と冊数をご記入ください)　No.		

○印	Monthly Book Derma.	定価(税込)	冊数
	2018年1月~12月定期購読(No. 265~277；年間13冊)(送料弊社負担)	40,932円	
	MB Derma. No. 262　再考！美容皮膚診療　増大号	5,184円	
	MB Derma. No. 255　皮膚科治療薬処方ガイド―年齢・病態に応じた薬の使い方―　増刊号	6,048円	
	バックナンバー(号数と冊数をご記入ください)　No.		

○印	瘢痕・ケロイド治療ジャーナル		
	バックナンバー(号数と冊数をご記入ください)　No.		

○印	書籍	定価(税込)	冊数
	伊藤病院ではこう診る！甲状腺疾患超音波アトラス　新刊	5,184円	
	化粧医学―リハビリメイクの心理と実践―　新刊	4,860円	
	ここからスタート！眼形成手術の基本手技　新刊	8,100円	
	Non-Surgical 美容医療超実践講座	15,120円	
	ここからスタート！睡眠医療を知る―睡眠認定医の考え方―	4,860円	
	Mobile Bearing の実際―40年目を迎える LCS を通して―	4,860円	
	髄内釘による骨接合術―全テクニック公開，初心者からエキスパートまで―	10,800円	
	カラーアトラス　爪の診療実践ガイド	7,776円	
	そこが知りたい　達人が伝授する日常皮膚診療の極意と裏ワザ	12,960円	
	創傷治癒コンセンサスドキュメント―手術手技から周術期管理まで―	4,320円	
	複合性局所疼痛症候群(CRPS)をもっと知ろう	4,860円	
	カラーアトラス　乳房外 Paget 病―その素顔―	9,720円	
	スキルアップ！ニキビ治療実践マニュアル	5,616円	

○	書名	定価	冊数	○	書名	定価	冊数
	実践アトラス　美容外科注入治療	8,100円			超アトラス眼瞼手術	10,584円	
	見落とさない！見間違えない！この皮膚病変	6,480円			イチからはじめる　美容医療機器の理論と実践	6,480円	
	図説　実践手の外科治療	8,640円			アトラスきずのきれいな治し方　改訂第二版	5,400円	
	使える皮弁術　上巻	12,960円			使える皮弁術　下巻	12,960円	
	匠に学ぶ皮膚科外用療法	7,020円			腋臭症・多汗症治療実践マニュアル	5,832円	
	多血小板血漿(PRP)療法入門	4,860円			目で見る口唇裂手術	4,860円	

お名前　フリガナ　　　　　　　　　　　㊞　　診療科

ご送付先　〒　－
□自宅　□お勤め先

電話番号　　　　　　　　　　　　　　　□自宅　□お勤め先

バックナンバー・書籍合計 5,000円以上のご注文は代金引換発送になります

―お問い合わせ先―
㈱全日本病院出版会営業部
電話　03(5689)5989
FAX　03(5689)8030

年　月　日

住所変更届け

お名前	フリガナ	
お客様番号		毎回お送りしています封筒のお名前の右上に印字されております8ケタの番号をご記入下さい。
新お届け先	〒　　　都道府県	
新電話番号	（　　　）	
変更日付	年　月　日より	月号より
旧お届け先	〒	

※ 年間購読を注文されております雑誌・書籍名に✓を付けて下さい。

- ☐ Monthly Book Orthopaedics （月刊誌）
- ☐ Monthly Book Derma. （月刊誌）
- ☐ 整形外科最小侵襲手術ジャーナル （季刊誌）
- ☐ Monthly Book Medical Rehabilitation （月刊誌）
- ☐ Monthly Book ENTONI （月刊誌）
- ☐ PEPARS （月刊誌）
- ☐ Monthly Book OCULISTA （月刊誌）

FAX 03-5689-8030

全日本病院出版会行

外科系医師・看護師，必読の1冊！

創傷治癒
コンセンサスドキュメント
―手術手技から周術期管理まで―

編集 日本創傷治癒学会 ガイドライン委員会

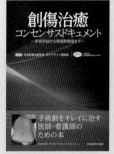

2016年4月発行 2色刷り 236頁 定価4,000円＋税

手術創をキレイに治すための"99のステートメント"について，創傷治癒コンセンサスドキュメント作成ワーキンググループにアンケートを実施しました．その詳細な結果とともに，ステートメントにどの程度エビデンスがあるか，どの程度推奨できるか，手術創をキレイに治すスペシャリストが解説！

ガイドラインを凌駕する手引書です！

手術創をキレイに治す医師と看護師のための本！

●ステートメント● （一部抜粋）

ステートメント 1	欧米のガイドラインは必ずしも日本にはあてはまらない
ステートメント 6	術前は剃毛ではなく除毛がよい
ステートメント 14	術前の禁煙は，術後の創傷治癒遅延のリスクを減少する
ステートメント 19	頭部手術では，術前洗髪をすれば剃毛は必要ない
ステートメント 34	動脈閉塞のある人の下肢の壊死組織は，感染がなければ切除しない方がよい
ステートメント 35	歯牙による口唇貫通創は縫合閉鎖せず開放のまま治療する
ステートメント 36	腹腔内の結紮には吸収糸を用いる方がよい
ステートメント 38	食道再建における縫合不全の最大の原因は，血流障害である
ステートメント 39	消化管手術後のドレーン留置は感染のリスクを高める
ステートメント 43	閉創（表層縫合以外）には吸収糸を用いる方がよい
ステートメント 51	筋層縫合では，筋膜レイヤーを縫合する
ステートメント 61	術当日の抗菌薬投与は3時間毎が推奨されている
ステートメント 64	浸出液が出ていないことが確認できれば，ガーゼ（ドレッシング）交換は不要である
ステートメント 66	ドレーン刺入部の皮膚消毒は不要である
ステートメント 69	体腔内に閉鎖式ドレーンを挿入中であってもシャワー浴は可能である
ステートメント 73	清潔創・汚染創・感染創を問わず，創傷は消毒しない方がよい
ステートメント 86	術後第3病日以降の被覆材は不要である
ステートメント 87	縫合糸膿瘍は，縫合糸を除去すべきである
ステートメント 97	術直前のグロブリン製剤の投与は，創感染の予防効果がある

（株）全日本病院出版会

〒113-0033 東京都文京区本郷 3-16-4
TEL：03-5689-5989 FAX：03-5689-8030
http://www.zenniti.com

PEPARS

2007 年
- No. 14　縫合の基本手技　**増大号**
  編集／山本有平

2011 年
- No. 51　眼瞼の退行性疾患に対する眼形成外科手術　**増大号**
  編集／村上正洋・矢部比呂夫

2012 年
- No. 61　救急で扱う顔面外傷治療マニュアル
  編集／久徳茂雄
- No. 62　外来で役立つ にきび治療マニュアル
  編集／山下理絵
- No. 71　血管腫・血管奇形治療マニュアル
  編集／佐々木　了

2013 年
- No. 75　ここが知りたい！顔面の Rejuvenation
  ―患者さんからの希望を中心に―　**増大号**
  編集／新橋　武
- No. 76　Oncoplastic Skin Surgery
  ―私ならこう治す！
  編集／山本有平
- No. 77　脂肪注入術と合併症
  編集／市田正成
- No. 78　神経修復法―基本知識と実践手技―
  編集／柏　克彦
- No. 79　褥瘡の治療 実践マニュアル
  編集／梶川明義
- No. 80　マイクロサージャリーにおける合併症とその対策
  編集／関堂　充
- No. 81　フィラーの正しい使い方と合併症への対応
  編集／征矢野進一
- No. 82　創傷治療マニュアル
  編集／松崎恭一
- No. 83　形成外科における手術スケジュール
  ―エキスパートの周術期管理―
  編集／中川雅裕
- No. 84　乳房再建術 update
  編集／酒井成身

2014 年
- No. 85　糖尿病性足潰瘍の局所治療の実践
  編集／寺師浩人
- No. 86　爪―おさえておきたい治療のコツ―
  編集／黒川正人
- No. 87　眼瞼の美容外科 手術手技アトラス　**増大号**
  編集／野平久仁彦
- No. 88　コツがわかる！形成外科の基本手技
  ―後期臨床研修医・外科系医師のために―
  編集／上田晃一
- No. 89　口唇裂初回手術
  ―最近の術式とその中期的結果―
  編集／杠　俊介
- No. 90　顔面の軟部組織損傷治療のコツ
  編集／江口智明
- No. 91　イチから始める手外科基本手技
  編集／高見昌司
- No. 92　顔面神経麻痺の治療 update
  編集／田中一郎
- No. 93　皮弁による難治性潰瘍の治療
  編集／亀井　譲
- No. 94　露出部深達性熱傷・後遺症の手術適応と治療法
  編集／横尾和久
- No. 95　有茎穿通枝皮弁による四肢の再建
  編集／光嶋　勲
- No. 96　口蓋裂の初回手術マニュアル
  ―コツと工夫―
  編集／土佐泰祥

2015 年
- No. 97　陰圧閉鎖療法の理論と実際
  編集／清川兼輔
- No. 98　臨床に役立つ 毛髪治療 update
  編集／武田　啓
- No. 99　美容外科・抗加齢医療
  ―基本から最先端まで―　**増大号**
  編集／百束比古
- No. 100　皮膚外科のための皮膚軟部腫瘍診断の基礎　**臨時増大号**
  編集／林　礼人
- No. 101　大腿部から採取できる皮弁による再建
  編集／大西　清
- No. 102　小児の頭頚部メラニン系あざ治療のストラテジー
  編集／渡邊彰二
- No. 103　手足の先天異常はこう治療する
  編集／福本恵三
- No. 104　これを読めばすべてがわかる！骨移植
  編集／上田晃一
- No. 105　鼻の美容外科
  編集／菅原康志
- No. 106　thin flap の整容的再建
  編集／村上隆一
- No. 107　切断指再接着術マニュアル
  編集／長谷川健二郎

バックナンバー一覧

| No. 108 | 外科系における PC 活用術
編集／秋元正宇 |

2016 年

No. 109	他科に学ぶ形成外科に必要な知識 ―頭部・顔面編― 編集／吉本信也
No. 110	シミ・肝斑治療マニュアル 編集／山下理絵
No. 111	形成外科領域におけるレーザー・光・高周波治療 増大号 編集／河野太郎
No. 112	顔面骨骨折の治療戦略 編集／久徳茂雄
No. 113	イチから学ぶ！頭頸部再建の基本 編集／橋川和信
No. 114	手・上肢の組織損傷・欠損 治療マニュアル 編集／松村 一
No. 115	ティッシュ・エキスパンダー法 私の工夫 編集／梶川明義
No. 116	ボツリヌストキシンによる美容治療 実践講座 編集／新橋 武
No. 117	ケロイド・肥厚性瘢痕の治療 ―我が施設(私)のこだわり― 編集／林 利彦
No. 118	再建外科で初心者がマスターすべき 10 皮弁 編集／関堂 充
No. 119	慢性皮膚潰瘍の治療 編集／館 正弘
No. 120	イチから見直す植皮術 編集／安田 浩

2017 年

No. 121	他科に学ぶ形成外科に必要な知識 ―四肢・軟部組織編― 編集／佐野和史
No. 122	診断に差がつく皮膚腫瘍アトラス 編集／清澤智晴
No. 123	実践！よくわかる縫合の基本講座 増大号 編集／菅又 章
No. 124	フェイスリフト 手術手技アトラス 編集／倉片 優
No. 125	ブレスト・サージャリー 実践マニュアル 編集／岩平佳子
No. 126	Advanced Wound Care の最前線 編集／市岡 滋
No. 127	How to 局所麻酔＆伝達麻酔 編集／岡崎 睦
No. 128	Step up!マイクロサージャリー ―血管・リンパ管吻合，神経縫合応用編― 編集／稲川喜一
No. 129	感染症をもっと知ろう！ ―外科系医師のために― 編集／小川 令
No. 130	実践リンパ浮腫の治療戦略 編集／古川洋志
No. 131	成長に寄り添う私の唇裂手術 編集／大久保文雄
No. 132	形成外科医のための皮膚病理講座にようこそ 編集／深水秀一

2018 年

| No. 133 | 頭蓋顎顔面外科の感染症対策
編集／宮脇剛司 |
| No. 134 | 四肢外傷対応マニュアル
編集／竹内正樹 |

各号定価 3,000 円＋税．ただし，増大号のため No. 14, 37, 51, 75, 87, 99, 100, 111 は定価 5,000 円＋税．No. 123 は 5,200 円＋税．

在庫僅少品もございます．品切の場合はご容赦ください．

(2018 年 3 月現在)

本頁に掲載されていないバックナンバーにつきましては，弊社ホームページ(http://www.zenniti.com)をご覧下さい．

全日本病院出版会　　　　検索 click

全日本病院出版会 公式 twitter 始めました！

弊社の書籍・雑誌の新刊情報，または好評書のご案内を中心に，タイムリーな情報を発信いたします．
全日本病院出版会公式アカウント(@zenniti_info)を是非ご覧下さい!!

2018 年 年間購読 受付中！
年間購読料　41,256 円(消費税込)(送料弊社負担)
(通常号 11 冊，増大号 1 冊：合計 12 冊)

次号予告

機能に配慮した頭頸部再建

No.136（2018 年 4 月号）

編集／岩手医科大学教授　　櫻庭　実

頭蓋底手術における機能的な再建………………………………	矢野　智之ほか
上顎全摘症例における機能的再建………………………………	松本　洋ほか
口角を含む頰全層欠損の再建……	寺尾　保信
中咽頭側壁切除における軟口蓋の機能再建…………………………	濱畑　淳盛ほか
中咽頭前壁（舌根）切除における機能的再建………………………	市川　佑一ほか
舌半切の機能的再建のために……	岸　慶太
舌（亜）全摘症例における機能的再建………………………………	宮本　慎平
下顎区域切除後即時再建における機能的配慮………………………	去川　俊二ほか
インプラント義歯による下顎機能再建………………………………	上田　倫弘
下咽頭再建における機能的配慮…	門田　英輝

編集顧問：栗原邦弘　中島龍夫
　　　　　百束比古　光嶋　勲

編集主幹：上田晃一　大阪医科大学教授
　　　　　大慈弥裕之　福岡大学教授

No.135　編集企画：
　　　田中克己　長崎大学教授

PEPARS　No.135

2018 年 3 月 10 日発行（毎月 1 回 10 日発行）
定価は表紙に表示してあります．
Printed in Japan

Ⓒ ZEN・NIHONBYOIN・SHUPPANKAI, 2018

発行者　　末定　広光
発行所　　株式会社　全日本病院出版会
〒113-0033　東京都文京区本郷 3 丁目 16 番 4 号
電話（03）5689-5989　Fax（03）5689-8030
郵便振替口座 00160-9-58753

印刷・製本　三報社印刷株式会社　　電話（03）3637-0005
広告取扱店　㈱日本医学広告社　　　電話（03）5226-2791

- 本誌に掲載する著作物の複製権・翻訳権・上映権・譲渡権・公衆送信権（送信可能化権を含む）は株式会社全日本病院出版会が保有します．
- [JCOPY]＜（社）出版者著作権管理機構　委託出版物＞
  本誌の無断複写は著作権法上での例外を除き禁じられています．複写される場合は，そのつど事前に，（社）出版者著作権管理機構（電話 03-3513-6969, FAX 03-3513-6979, e-mail: info@jcopy.or.jp）の許諾を得てください．
- 本誌をスキャン，デジタルデータ化することは複製に当たり，著作権法上の例外を除き違法です．代行業者等の第三者に依頼して同行為をすることも認められておりません．